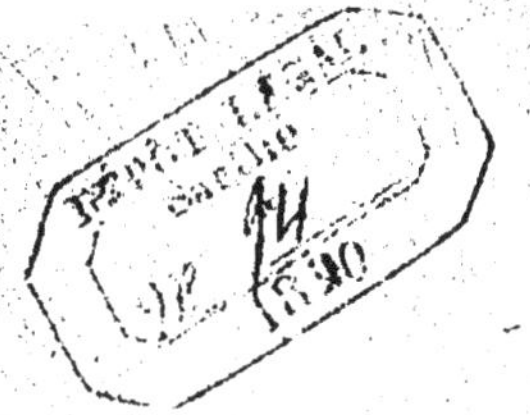

DE
LA PROSTATOTOMIE

ET DE
LA PROSTATECTOMIE

ET EN PARTICULIER DE LEURS INDICATIONS

PAR

Le Dr Edmond VIGNARD

ANCIEN INTERNE DES HOPITAUX DE PARIS. — Ier INTERNE (1885)
MEMBRE DE LA SOCIÉTÉ ANATOMIQUE
ANCIEN INTERNE DES HOPITAUX DE NANTES
LAURÉAT DE L'ÉCOLE DE MÉDECINE DE NANTES

PARIS

G. STEINHEIL, ÉDITEUR

2, rue Casimir-Delavigne, 2

1890

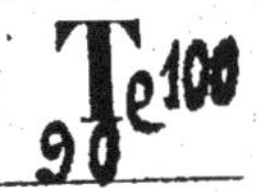

DE
LA PROSTATOTOMIE

ET DE

LA PROSTATECTOMIE

ET EN PARTICULIER DE LEURS INDICATIONS

DE
LA PROSTATOTOMIE
ET DE
LA PROSTATECTOMIE

ET EN PARTICULIER DE LEURS INDICATIONS

PAR

Le Dr Edmond VIGNARD

ANCIEN INTERNE DES HOPITAUX DE PARIS. — Ier INTERNE (1885)
MEMBRE DE LA SOCIÉTÉ ANATOMIQUE
ANCIEN INTERNE DES HOPITAUX DE NANTES
LAURÉAT DE L'ÉCOLE DE MÉDECINE DE NANTES

PARIS

G. STEINHEIL, ÉDITEUR

2, rue Casimir-Delavigne, 2

1890

AVANT-PROPOS

Le nom de M. le Professeur Guyon doit être inscrit en tête de ce travail; car si nous avons osé porter nos recherches et émettre un jugement sur un point si controversé de la chirurgie urinaire, c'est que nous nous sentions appuyé par la haute expérience et par la bonne foi scientifique bien connue de notre vénéré maître.

Qu'il reçoive ici l'hommage public de notre reconnaissance nous avons eu l'honneur d'être son interne, nous resterons toujours son élève très dévoué.

M. le Professeur Trélat a bien voulu nous accueillir avec indulgence, lui, maître en chirurgie, alors que le hasard des concours nous donnait la chance inestimable de commencer notre internat dans son service. Bientôt il nous a adopté comme son élève et n'a cessé dès lors de nous donner des marques de son haut intérêt. Nous l'en remercions bien sincèrement, et nous ferons en sorte de rester digne d'un tel maître.

Nous n'oublierons jamais que nous avons eu l'honneur d'être l'interne de M. le Professeur Panas, qu'il nous a témoigné, en maintes occasions, la bienveillance la plus affectueuse et prodigué, sans compter, les conseils dictés par sa haute expérience chirurgicale.

Que M. le Dr Terrillon reçoive ici nos très sincères remerciements. Pendant l'année si bien remplie que nous avons passée chez lui comme interne, témoin de ses succès répétés en chirurgie abdominale, nous avons pu apprécier toute la valeur de l'antisepsie rigoureusement et simplement appliquée; nous ajoutons « *simplement* », car le chirurgien de la Salpêtrière nous a montré que l'on pouvait faire de très bonne antisepsie avec des moyens fort peu compliqués.

M. le Professeur Debove nous permettra aussi d'inscrire son nom en tête de ce travail, pourtant tout chirurgical; ce maître si savant et, ce qui ne gâte rien, si spirituel, nous permettra encore de lui rappeler qu'il a toujours témoigné à son ancien externe un bienveillant intérêt, qu'il lui a promis aide et protection et que son élève reconnaissant compte sur lui.

Que MM. les Drs Bouilly, Jalaguier, Tuffier reçoivent ici nos remerciements; nous n'avons qu'un regret, c'est que la période des vacances ait toujours été trop courte et nous ait empêché de profiter plus longtemps de leur expérience et de leurs conseils.

Enfin nous adressons un dernier mais non moins reconnaissant hommage à nos premiers maîtres de l'Hôtel-Dieu et de l'Ecole de médecine de Nantes. Nous avons mis souvent à contribution leur savoir, leur affection pour nous, fils d'un de leurs anciens collègues; nous les remercions du fond du cœur de ce qu'ils ont fait et feront encore pour nous et nous n'avons qu'un désir, c'est de rester toujours digne de l'Ecole de médecine de Nantes et de ses maîtres.

INTRODUCTION

Parmi les tentatives opératoires qui ont eu pour but de remédier d'une façon radicale soit à la rétention d'urine des prostatiques, soit plus modestement aux difficultés de cathétérisme que peuvent présenter quelques-uns de ces malades, il en est deux que l'on a désignées sous le nom de *prostatotomie* et de *prostatectomie :* dans la première on sectionne, dans la seconde on extirpe l'obstacle formé par la prostate hypertrophiée au niveau du col de la vessie; l'une, se bornant à une simple incision, convient seulement à la barre autrement nommée valvule prostatique; l'autre, créant une perte de substance, peut s'appliquer à tous les obstacles, qu'il s'agisse d'une barre ou d'un lobe moyen.

Ces deux opérations sont donc très distinctes; elles peuvent l'une et l'autre s'exécuter par différentes voies :

1° Au moyen d'instruments introduits par le méat urétral (*Prostatotomie urétrale, Prostatectomie urétrale*).

2° Par la voie périnéale (*Prostatotomie périnéale, Prostatectomie périnéale*).

3° Par la voie sus-pubienne (*Prostatotomie sus-pubienne, Prostatectomie sus-pubienne*).

A ces deux opérations, prostatotomie et prostatectomie, ne se sont pas bornées d'ailleurs toutes les tentatives faites en vue de remédier d'une façon définitive aux accidents déterminés par l'hypertrophie de la prostate, et une étude complète du traitement radical de cette affection comprendrait encore des recherches sur les méthodes ou les procédés suivants :

Traitement électrolytique par la voie rectale ; l'ignipuncture par le rectum ; les injections parenchymateuses iodées — phéniquées — d'éther iodoformé.

La prostatotomie et la prostatectomie ne se sont adressées jusqu'ici qu'à l'obstacle formé par la prostate hypertrophiée au niveau du col; par les autres modes de traitement, le chirurgien s'est proposé de diminuer le volume total de la glande, de la ramener à des dimensions qui permettent le libre passage de l'urine à travers l'urètre prostatique. Nous négligerons pour l'instant l'étude du traitement électrolytique, de l'ignipuncture, des injections parenchymateuses, et nous nous bornerons à étudier dans le présent travail, la Prostatotomie et la Prostatectomie; mais surtout nous nous attacherons à préciser et à restreindre les indications opératoires, qui nous ont paru mal posées par la plupart des opérateurs.

Ainsi limité, le sujet comporte encore une longue étude que nous diviserons en deux parties :

La *première* sera remplie par une analyse minutieuse des observations, elle comprendra :

1º Les tableaux résumés des observations ;

2º La description des divers procédés et des diverses voies suivies par les chirurgiens ;

3º Un exposé des difficultés opératoires, de la mortalité opératoire, mais surtout une critique rigoureuse des résultats thérapeutiques. Nous sommes obligé de constater à la fin de ce chapitre que les résultats thérapeutiques sont médiocres, que les succès indiscutables sont rares;

4º Poursuivant toujours l'analyse des observations, nous

recherchons la cause de ces insuccès. Tout d'abord une question des plus importantes se présente à nous, la question de la récidive. Cette récidive existe, elle a été prouvée anatomiquement et cliniquement dans un certain nombre de cas que nous spécifierons. Nous en rechercherons avec soin la cause et nous verrons que le procédé opératoire n'y a pas toujours été étranger.

Néanmoins la plupart des échecs ne sont pas dus à la reproduction toujours plus ou moins lente de l'obstacle prostatique, ils sont le plus souvent immédiats. Ceci nous conduit à nous demander si l'obstacle prostatique est bien toujours un lobe moyen ou une barre transversale, comme ont semblé l'admettre la majorité des opérateurs, et, en outre, si on a suffisamment tenu compte du rôle de la vessie : en un mot si ces tentatives opératoires, destinées à remédier à la rétention d'urine chez les prostatiques, ont été basées sur une connaissance exacte des causes de cette rétention, faute de quoi, cependant, il est impossible de poser des indications ou des contre-indications de quelque valeur.

Dans la *seconde* partie de notre travail nous nous sommes efforcé de combler cette lacune et, afin de fonder sur un terrain solide les indications de la prostatotomie et de la prostatectomie, nous avons voulu au préalable préciser par des recherches personnelles le rôle de ces deux facteurs, *forme de l'hypertrophie, contractilité vésicale*, dans la rétention d'urine des prostatiques.

1° Tout d'abord, dans une série de tableaux portant sur vingt-huit pièces anatomiques, le lecteur pourra se rendre compte des rapports réels entre la forme de l'hypertrophie et la rétention.

2° Puis vient une étude de la contractilité vésicale chez

les prostatiques, étude que les opérateurs ont en général négligée. A quoi sert cependant de lever l'obstacle au niveau du col, si le muscle vésical est impuissant. Notre rôle a été surtout de rechercher, sur une série de prostatiques, dans quelle proportion cette contractilité existe encore. De plus, étant donnés les rapports entre l'athérome et la sclérose de la vessie, et par conséquent sa contractilité, on trouvera reproduits les tracés sphygmographiques de ces mêmes prostatiques.

3° Après avoir ainsi réuni des documents sérieux sur les différentes conditions qui président à la rétention d'urine dans l'hypertrophie de la prostate, nous pourrions dès lors poser les indications et contre-indications d'une opération qui a pour but principal de lever cette rétention.

Mais, auparavant, un court chapitre sera consacré à l'examen des difficultés du catéthérisme chez les malades atteints d'une hypertrophie de la prostate; car des chirurgiens plus modestes se sont simplement proposé non de supprimer le cathétérisme, mais de le rendre possible en incisant ou extirpant l'obstacle qui s'oppose parfois à la pénétration de la sonde dans la vessie. C'est là, à coup sûr, une indication opératoire des plus nettes; notre rôle sera de rechercher si elle est aussi fréquente qu'on a bien voulu le dire. Assez de prostatiques ont été sondés par nos collègues et par nous dans le service de M. le professeur Guyon, pour que nous puissions avoir une opinion de quelque valeur sur cette matière.

4° Alors seulement nous pourrons, en toute connaissance de cause, résumer et limiter les indications de la prostatotomie et de la prostatectomie.

5° Dans un dernier chapitre, nous procéderons au choix

du procédé opératoire, guidé par l'analyse des observations, par l'opération que nous avons vu faire à
M. le professeur Guyon, enfin par les opérations que nous
avons faites sur le cadavre, tant à Necker qu'à Bicêtre.

Peut-être nous permettra-t-on après cela de formuler des
conclusions fermes. Si elles ont quelque valeur, elles le
devront non seulement à l'analyse rigoureuse des observations que nous avons pu réunir, mais surtout à une étude
clinique, attentive et de chaque jour, des prostatiques que
nous avions à soigner, à des recherches patientes sur les
pièces de la riche collection Civiale, enfin aux exercices opératoires que nous avons multipliés dans la mesure du possible.

HISTORIQUE

La cause intime de l'hypertrophie de la prostate est restée jusqu'à présent inconnue, aussi le traitement de cette affection a-t-il toujours été à peu près purement symptomatique. Or, le symptôme capital qui domine l'histoire de l'hypertrophie de la prostate, est sans contredit la rétention d'urine ; c'est contre elle que les chirurgiens de tous temps ont eu à lutter, et, suivant l'idée qu'ils se faisaient de la cause de cette rétention, leur thérapeutique a varié.

A la fin du siècle dernier et au commencement de celui-ci, avec Chopard, Desault, Boyer, la paralysie de la vessie est regardée comme la cause la plus fréquente de la rétention d'urine chez les vieillards.

C'est contre elle que l'on dirige surtout ses efforts, et les remèdes sont nombreux qui ont été proposés pour réveiller la contractilité musculaire éteinte. Les tumeurs prostatiques n'avaient cependant pu échapper à l'observation de ces ana-tomistes-chirurgiens, mais ils les regardaient comme exceptionnelles, et dans les cas ordinaires, tenant peu de compte de l'hypertrophie même de la prostate, ils rapportaient la rétention à la paralysie vésicale.

Everard Home vint alors attirer l'attention sur l'existence, fréquente chez les vieillards, d'une saillie prostatique, proéminant à la partie inférieure du col vésical et qu'il désigne sous le nom de lobe moyen. Le lobe moyen avait d'ailleurs été décrit longtemps avant lui, entre autres par Morgagni ; mais Home fut le premier qui insista sur son rôle dans la rétention d'urine. D'après lui, l'hypertrophie des autres portions de la glande est accessoire : « L'obstacle à l'écoulement de l'urine dépend entièrement de l'engorgement du lobe moyen »; et ailleurs : « Un très petit engorgement de ce lobe déjeté dans la vessie, et un repli membraneux transversal qui l'unirait aux lobes latéraux suffisent pour produire une rétention complète d'urine ». On le voit, il n'est plus question de la paralysie essentielle de la vessie. De là à conseiller l'excision de ce lobe, l'incision de ce repli membraneux, il n'y avait qu'un pas. Home n'osa le franchir et Guthrie paraît avoir été le premier chirurgien qui proposa, d'une façon délibérée, la prostatotomie dans son traité sur l'anatomie et les affections du col de la vessie (1834); il signale l'obstacle apporté au cathétérisme par les valvules urétrovésicales, qu'il désigne sous le nom de barre, ou de barrière transversale; il conseille de les inciser et décrit même un instrument destiné à pratiquer cette opération. Cependant il n'est pas certain qu'il l'ait mis en usage, et même il finit par conseiller une espèce de taille périnéale qui n'est autre que la prostatotomie périnéale de nos jours.

Dans un mémoire d'Amussat, présenté en 1836 à l'Institut, *Sur le spasme de l'urèthre et les obstacles véritables qu'on peut rencontrer en introduisant des instruments dans ce canal*, on trouve déjà l'indication de la prostatectomie suspubienne. « Lorsque cette tumeur (dit Amussat en parlant de la providence de la portion transverse de la prostate) est un peu volumineuse, elle devient souvent la cause de rétention d'urine. Dans un cas de taille hypogastrique en 1827, j'ai excisé une petite tumeur de cette nature avec de longs ciseaux courbes et ce cas m'a donné l'idée de proposer de lier ces tumeurs ».

Mais c'est Mercier que l'on peut considérer comme le véritable et l'ardent promoteur de la prostatotomie. Pour Mercier, la rétention est causée par un soulèvement en forme de valvule à la partie inférieure du col vésical. L'atonie de la vessie est toujours secondaire, c'est donc cette valvule qu'il faut inciser ou exciser pour faire disparaître la rétention. Il défend ses idées avec passion dans plusieurs mémoires, propose dès 1839 un premier modèle d'inciseur qu'il modifie successivement jusqu'en 1847. En 1850 ce n'est plus seulement l'incision mais l'excision qu'il conseille et exécute; son premier exciseur construit en 1850 est peu à peu modifié jusqu'en 1856, où il lui donne sa forme définitive. Civiale, infiniment moins convaincu de l'importance des valvules du col et de l'utilité de leur incision, défendait la cause de l'atonie essentielle de la vessie contre Mercier, ce qui ne l'empêchera pas d'inventer, lui aussi, un instrument destiné à les sectionner, c'est le coupe-bride ou kiostome.

Vers la même époque également, un chirurgien remarquable par la violence de ses polémiques, Leroy d'Étiolles, disputait à Mercier l'honneur d'avoir découvert l'existence des valvules du col et d'avoir préconisé leur incision. Nous n'entrerons point dans ces débats où les adversaires dépensaient tant d'éloquence aujourd'hui un peu oubliée; qu'il nous suffise de rappeler que Leroy d'Étiolles incisait le bourrelet ou valvule qui fait obstacle à la sortie de l'urine, avec un scarificateur assez semblable à l'inciseur de Mercier; s'il reconnaît une tumeur pédiculée, il propose de l'enlever avec le brise-pierre articulé de Jacobson ou un porte-ligature spécial. Enfin les végétations ou petites tumeurs pédiculées, il les excise avec des ciseaux inventés également par lui et présentés à l'Académie des sciences le 10 août 1837. Tous ces instruments, d'ailleurs, aussi bien ceux de Mercier que ceux de Civiale ou de Leroy d'Étiolles, étaient introduits par l'urètre ; d'opération réglée, faite par la voie périnéale ou la voie sus-pubienne, il n'était pas encore question.

Telle était l'ardeur à opérer de ces chirurgiens et la vogue dont jouissait à Paris cette incision de la valvule, que Mercier rapporte avoir pratiqué quatre cents fois cette opération. Mais il faut croire que les résultats en parurent médiocres aux chirurgiens français contemporains, car elle ne s'accrédita guère auprès d'eux et, Mercier mort, la prostatotomie urétrale disparut, du moins en France.

Il n'en fut pas tout à fait de même à l'étranger, où elle trouva quelques années plus tard dans Gouley de New-York un partisan déclaré. Dans un mémoire intitulé : *Some points in the Surgery of the Hypertrophied Prostate* et paru en 1885 dans les *Transact. of the Americ. surg. ass.*, Gouley, après avoir confessé en débutant que les procédés opératoires soi-disant nouveaux ne sont qu'une modification de ceux de Mercier, rapporte avoir pratiqué neuf fois la prostatotomie urétrale avec un instrument en forme de lithotriteur qui est un dérivé de l'exciseur de Mercier.

Il décrit également la prostatotomie et la prostatectomie périnéale, tout en rappelant que cette opération a été pour la première fois préconisée par Guthrie.

Bientôt de tous côtés, en Angleterre, en Allemagne, en Amérique, les chirurgiens suivent l'exemple de Mercier et de Gouley et attaquent résolument la prostate ; la voie urétrale est abandonnée ; les uns, comme Harrison (de Liverpool), choisissent la voie périnéale ; les autres, comme

Mac Gill, Dittel, B. Schmidt (de Leipzig) Kümmell (de Hambourg), etc., préfèrent la taille hypogastrique; d'autres enfin, comme Watson (de Boston), sont éclectiques et abordent, selon les cas, la prostate tantôt par la périnée, tantôt par la voie sus-pubienne. Les partisans de la prostatectomie sus-pubienne sont néanmoins les plus nombreux et leurs observations se multiplient depuis quelques mois. En un mot, il semble que pour un grand nombre de chirurgiens, les idées de Mercier triomphent; que la cause de tout le mal dans l'hypertrophie de la prostate est la saillie au niveau du col d'un lobe moyen ou d'une valvule, et qu'une guérison radicale est à espérer de l'extirpation de ce lobe, de l'incision de cette valvule.

Et cependant, quelques chirurgiens éminents, dont la haute compétence en pareille matière est indiscutable, se sont maintenus jusqu'à ce jour dans une sage réserve; nous avons nommé Sir Henry Thompson en Angleterre, M. le professeur Socin à Bâle, M. le professeur Guyon en France.

Peut-être trouverons-nous plus tard l'explication de cette réserve, mais ne préjugeons rien et, sans nous laisser influencer par ces opinions respectables, examinons rigoureusement les faits, et de cet examen impartial il devra sortir des conclusions conformes avec la vérité.

PREMIÈRE PARTIE

I. — Tableaux résumés des observations

Nous présentons immédiatement, sous forme de tableaux, les observations de prostatotomie et de prostatectomie que l'on trouvera publiées *in extenso* à la fin de ce travail et qui se groupent ainsi :

1º 22 cas de Prostatectomie sus-pubienne ;

2º 4 cas de Prostatectomie périnéale,

    10 cas de Prostatotomie périnéale ;

3º 5 cas de Prostatectomie urétrale.

On remarquera que dans ce dernier tableau figurent trois opérations de Mercier. Les observations de Mercier sont très nombreuses, abondent en détails, mais en détails peu précis en général ; néanmoins ces trois cas que nous rapportons sont remarquables par leur résultat, aussi avons-nous cru devoir les rappeler.

Le nom de Gouley, en revanche, ne figure pas dans ce tableau, car si nous avons lu un mémoire de ce chirurgien dans lequel il énonce ses résultats, nous ne savons où il a publié ses observations.

Enfin, au nombre des prostatectomies périnéales, nous avons compté les observations de Harrison, Landerer et Williams, où l'extirpation d'un nodule prostatique fut ou secondaire ou involontaire et faite au cours d'une taille pour calcul vésical, ces auteurs ayant cru remarquer, à la suite de l'opération, une modification des symptômes dus à l'hypertrophie de la prostate.

Tableau I. — **Prostatectomie sus-pubienne**

Nos des observations	AUTEURS	AGE	RÉTENTION	CATHÉTÉRISME	CYSTITE	AUTRES COMPLICATIONS	DIAGNOSTIC ANATOMIQUE	CONTRACTILITÉ VÉSICALE	ÉTAT ANATOMIQUE constaté après l'ouverture de la vessie	OPÉRATION	DATES	SUITES de L'OPÉRATION	RÉSULTATS
I	Dittel	65	Complète depuis un an.	Difficile, douloureux pour le malade.	Intense.		Hypertrophie totale, considérable. Probablement du lobe moyen.		Lobe moyen saillant, large de 4 cent., long de 3 cent.	Section avec chaîne de l'écraseur.	Février 1885.	Mort. (Urétérite, pyélite, néphrite.)	
II	B. Schmidt (de Leipzig)	67	Incomplète pendant deux ans. Puis complète depuis un an et demi.	Assez difficile pour cathétérisme métallique, facile pour le malade.	Intense.	Calculs. État général médiocre.	Hypertrophie totale, considérable. Lobe moyen.		Lobe moyen gros comme un marron d'Inde, pédiculé légèrement. Calculs.	Résection avec anse du galvano-cautère. Ni sonde à demeure. Ni suture, ni drainage de la vessie.	Août 1886.	Simples. (Abcès prostatique sans gravité).	Grande amélioration de la cystite et de l'état général. Miction volontaire non recouvrée, sauf un peu pendant 2 jours (le 17e et le 18e jour). Mort 6 mois plus tard d'urémie.
III	B. Schmidt	72	Complète depuis deux ans.	Cathéter métallique doit être fortement recourbé pour passer.	Intense.	État général misérable	Hypertrophie considérable.		Un certain nombre de tumeurs bosselées autour du col, dont une surtout, grosse comme une noix, à droite, non pédiculée.	Extirpation de la plus volumineuse saillie avec anse du galvano-cautère.	Février 1887.	Longues. (Plaie hypogastrique, guérie après 6 mois seulement.)	Cystite et état général améliorés. Miction volontaire non rétablie.
IV	Mac Gill		Complète depuis six mois.			Six calculs.			Portion de prostate saillante, grosse comme une noix.	Extirpation avec ciseaux et pinces.	1887.	Bonnes. Courtes.	Le malade n'eut plus besoin de se servir du cathétérisme. Pendant combien de temps ?
V	Mac Gill				Intense.				Lobe moyen du volume d'une fève.	Extirpation avec ciseaux et pinces.	1887.	Idem.	Résultats immédiats : Douleur et difficulté de miction supprimées. Résultats définitifs non indiqués.

Nos des observations	AUTEURS	AGE	RÉTENTION	CATHÉTÉRISME	CYSTITE	AUTRES COMPLICATIONS	DIAGNOSTIC ANATOMIQUE	CONTRACTILITÉ VÉSICALE	ÉTAT ANATOMIQUE constaté après l'ouverture de la vessie	OPÉRATION	DATES	SUITES de L'OPÉRATION	RÉSULTATS
VI	Mac Gill.......				Très intense..	État général très mauvais. Vomissements, diarrhée.			Saillie prostatique au niveau du col.	Extirpation avec ciseaux et pinces.	1887.	Idem.	Résultats immédiats : Le malade urine sans difficulté. Résultats définitifs ?
VII	Belfield........ (de Chicago)	73	Presque complète depuis un an. Distension vésicale.	Difficile pour instruments rigides	Existe.		Hypertrophie bilatérale. Obstacle au niveau du col.		Lobe moyen gros comme une noisette, piriforme, aplati, saillant, à pédicule court et étroit.	Torsion et arrachement avec une pince du pédicule.	Octobre 1886.	Simples. Fistules guéries le 17e jour.	Cystite guérie. Depuis plus d'un an le malade urine librement.
VIII	Atkinson......	60	Accès répétés antérieurement. Rétention aiguë avec distension à l'arrivée du malade.	Difficile (fausse route)			Hypertrophie considérable surtout du lobe droit.		Grosse tumeur, du volume d'un criket-ball, aux dépens du lobe droit.	Enucléation. Hémorragie. Drainage.	Octobre 1887.	Compliquées. Diarrhée. Bronchite.	Quitte l'hôpital en vidant sa vessie. Résultats définitifs inconnus.
IX	Atkinson......	71	Aiguë avec distension.	Quelques difficultés. Hémorragie urétrale.			Hypertrophie totale considérable.		Saillie en arrière des lobes latéraux, tumeur pédiculée, du volume d'une grosse bille, au dépens du lobe gauche.	Excision et Enucléation, faible hémorragie. Drainage.	Décembre 1887.	Mort de pleurésie le 38e jour.	Immédiats, satisfaisants au point de vue local.
X	Mayo Robson..	67				Calcul. État général mauvais. Athérome très prononcé.	Toucher rectal négatif.	Diminuée.	Lobe moyen en forme de mamelon masquant l'orifice urétral. Pierre volumineuse.	Ablation avec ciseaux et forceps vésical de Thomson. Drainage.	Décembre 1887.	Fistule sus-publenne, lente à guérir.	La fréquence des mictions disparaît; les nuits auparavant troublées par des envies d'uriner sont excellentes (6 mois après).
XI	Mayo Robson..	63	Aiguë.			Calculs.			Hypertrophie en forme d'anneau concentrique. Calculs multiples.	Section de l'anneau en bas. Enucléation de deux masses latérales, avec l'index et une pince. Hémorragie peu considérable.	Juin 1888.		Disparition de la fréquence des mictions, le malade qui depuis plusieurs années avait des mictions nocturnes ne se lève plus une seule fois la nuit. (Près de 2 mois après)

Nos des observations	AUTEURS	AGE	RÉTENTION	CATHÉTÉRISME	CYSTITE	AUTRES COMPLICATIONS	DIAGNOSTIC ANATOMIQUE	CONTRACTILITÉ VÉSICALE	ÉTAT ANATOMIQUE constaté après l'ouverture de la vessie	OPÉRATION	DATES	SUITES de L'OPÉRATION	RÉSULTATS
XII	Schmidt M. (Cuxhaven)	55	Complète depuis six mois.	Facile.	Prononcée.		Hypertrophie totale de la prostate.		Lobe médian gros comme une châtaigne, à large base fermant comme un couvercle l'ouverture urétrale.	Enlèvement par morceaux avec pince à polypes et le moins possible l'instrument tranchant. Pas de sonde à demeure.	Février 1888.		La miction volontaire n'est pas rétablie, la sonde s'arrête dans la région prostatique. Alors: Prostatotomie périnéale. (*Voir tableau II, observation XXVII*).
XIII	Watson	80	Complète depuis un an.	Très difficile à cause de fausse route.	Intense.	État général mauvais.	Hypertrophie bilatérale considérable.		Lobe médian en forme de croissant, saillant dans la cavité vésicale.	Enlevé avec pince coupante. Aucune hémorragie. Tubes de Périer.	1888.	Mort le 4e jour. Infection urineuse aiguë.	
XIV	Watson	60	Complète depuis cinq ans.	Facile.		Hématuries abondantes et répétées dues à fausse route et prises pour des hémorragies dues à une tumeur vésicale.			Lobes latéraux très saillants en arrière, réunis par une barre transversale, siège de fausse route saignante.	Section par serre-nœud de portions latérales. Ablation de la partie médiane avec les ciseaux et la curette. Hémorragie insignifiante.	Décembre 1888.	Simples.	Guérison de l'hématurie. Miction volontaire non reparue.
XV	Kümmell (Hambourg)	73	Incomplète depuis plusieurs années Complète, aiguë au moment de l'entrée.	Suivi d'hématurie.	Intense.	État général très mauvais.			Hypertrophie concentrique au niveau du col.	Désinfection soignée de la vessie. Ablation avec thermo-cautère ou avec galvano-cautère? Sonde à demeure pendant au moins 10 jours.	1888.	Simples. (Injection strychnine.) (Électrisation.)	Guérison de la cystite. Miction volontaire non reparue.
XVI	Kümmell	73	Accès de rétention aiguë depuis quatre ans. Nouvel accès à son entrée.	Difficile, urétrorrhagie.					Lobe saillant gros comme un pois.	Idem. Sonde à demeure pendant plusieurs semaines.	1888.		La miction volontaire abolie depuis 2 mois a reparu et a persisté pendant 3 mois encore jusqu'à la mort survenue par pneumonie. Autopsie: Tumeur non récidivée.

N° des observations	Auteurs	Âge	Rétention	Cathétérisme	Cystite	Autres complications	Diagnostic anatomique	Contractilité vésicale	État anatomique constaté après l'ouverture de la vessie	Opération	Dates	Suites de l'opération	Résultats
XVII	Kümmell	68	Complète depuis longtemps.				État général mauvais.		Lobe moyen gros comme l'extrémité unguéale d'un fort pouce.	Désinfection soignée de la vessie. Ablation avec thermo-cautère ou galvano-cautère ? Suture vésicale. Sonde à demeure pendant plusieurs semaines.			Rétablissement de miction volontaire quelques semaines après, par douches vésicales froides, strychnine.
XVIII	Kümmell	71	Le malade se sonde depuis un an.		Intense.				Lobe saillant du côté gauche.	Idem.	1889.	Longues. Pneumonie	5 mois après, miction volontaire existe comme il ne l'a jamais eue depuis 1 an. Cystite guéric.
XIX	Kümmell	69			Existe.	État général très grave			Hypertrophie concentrique.	Idem.	1889.	Mort. Broncho-pneumonie, 11e jour.	
XX	Kümmell								Hypertrophie en fer à cheval.	Idem.		Mort. Cystite et néphrite putride au bout de 6 semaines.	
XXI	Buckston Browne	87	Complète depuis plus d'un an. (85-88)	Facile.	Intense.		Prostate modérément hypertrophiée.		Énorme tumeur prostatique faisant saillie sur la partie inférieure et droite de l'orifice urétral.	Énucléation avec le doigt et la pince. Tube à demeure.	Mars 1889.		Immédiats, excellents, disparition de la cystite. Quant au rétablissement de la miction volontaire ? l'observation ayant été publiée trop tôt.
XXII	Professeur Guyon.	67	Presque complète depuis deux ans.	Très difficile pour le malade avec sonde molle et sonde à béquille.	Légère.		Hypertrophie totale surtout du lobe gauche. Barre prostatique.	Assez bien conservée.	Lobe gauche très hypertrophié, très saillant en arrière. Barre transversale très épaisse.	Section au galvano-cautère. Extirpation de la totalité de la barre et de la saillie du lobe gauche. Sonde à demeure pendant 3 semaines. Tubes de Périer-Guyon, pendant 15 jours.	Juillet 1889.	Simples.	Les 1ers jours après l'opération, la sonde pénètre facilement dans la vessie. Mais à la fin d'août l'état du malade est à peu près le même qu'auparavant. Quant à la miction volontaire, elle n'a pas reparu.

TABLEAU II. — **Prostatotomie Périnéale**

N°s des Observations	AUTEURS	ÂGE	RÉTENTION	CATHÉTÉRISME	CYSTITE	AUTRES COMPLICATIONS	CONTRACTILITÉ VÉSICALE	ÉTAT ANATOMIQUE	OPÉRATION	DATES	TRAITEMENT CONSÉCUTIF	SUITES de L'OPÉRATION	RÉSULTATS
XXIII	Harrison	48	Aiguë, complète.	Très difficile. Fausse route.		Distension vésicale. Épuisement. Langue sèche et brune.		Grosse prostate.	Ponction avec trocart à travers prostate à 2 cent. en avant de l'anus. Canule à demeure.	Novemb. 1881	Canule à demeure pendant 2 mois et demi.	Debout après 48 heures.	Rétablissement de la miction volontaire, 2 ans après, plus de symptômes urinaires. Atrophie de la prostate.
XXIV	Harrison	68	Aigue, complète.	Difficile. Hémorragie en ville.			Vésicatoire.	Grosse prostate. Barre	Urétrotomie externe périnéale médiane. Section de la barre. Dilatation ou divulsion avec doigt ou bougie.	1883	Drain laissé à demeure 8 semaines.	Au bout de 8 semaines l'urine coule en partie par l'urètre.	La miction redevient volontaire, sans résidu. 8 mois après, hémiplégie, pas de rétention d'urine.
XXV	Harrison	63			Existe.	Épuisement. Insomnie.		Prostate modérément volumineuse. Mamelon obture l'orifice.	Id.	1883	Drain laissé 4 semaines.		Guérison de la cystite.
XXVI	Harrison	73	Chronique nécessitant l'emploi de la sonde.	Difficile, détermine souvent hémorragie.	Ténesme vésical.			Grosse prostate.	Id.	1884	Drain pendant 7 semaines.		Revu 18 mois après, n'a jamais eu besoin de sonde depuis. Plus d'obstacle au cathétérisme.
XXVII	M. Schmidt (de Cuxhaven)	52	Rétention complète chro- depuis 7 mois, malgré prostatectomie sus-pubienne.	Sonde bute dans région prostatique.	Suppuration vésicale.			Saillie du lobe médian disparue, restait encore saillie transversale. Hypertrophie totale d'ailleurs.	Procédé d'Harrison.	Mars 1883	Drain pendant 1 mois. Dilatation avec bougies utérines.	Ablation du drain au bout d'un mois.	Guérison de la cystite. Retour de miction volontaire, laquelle a persisté jusqu'ici, septembre 1889.
XXVIII	Watson	74	Cathétérisme nécessaire depuis 3 ans.		Cystite purulente et hémorragique. Se sonde toutes les 30 minutes.			Hypertrophie bilatérale considérable. Barre au niveau du col.	Incision de la barre avec bistouri boutonné. Tube à drainage de Watson.	1888	Drain gardé 3 semaines.	Simples.	Guérison de la cystite. Miction volontaire non rétablie.
XXIX	Belfield	50	Depuis 1 an complète.		Chronique, intense.	État typhique.		Énorme myome obstruant.	1° Urétrotomie périnéale. 2° 15 jours après destruction au galvano-cautère de la partie obstruante.	Février Mars 1885		Excellentes.	Guérison de la cystite. Retour de la miction volontaire. Au bout de 7 mois il meurt d'urémie.
XXX	Belfield	68			Existe.	Épuisement.			Tunnellement au galvano-cautère, incomplet à cause d'arrêt de la batterie.				Miction devient plus facile. Mort 2 mois après par aggravation des symptômes généraux.
XXXI	Cabot	»	Deux cas très écourtés.						1° Prostatotomie et litholapaxie. 2° Prostatotomie.				1er cas. — Retour presque complet des fonctions vésicales. 2e cas. — Incontinence consécutive.

TABLEAU III. — **Prostatectomie Périnéale**

Nos des observations	AUTEURS	AGE	RÉTENTION	CATHÉTÉRISME	CYSTITE	AUTRES COMPLICATIONS	CONTRACTILITÉ VÉSICALE	ÉTAT ANATOMIQUE	OPÉRATION	DATES	TRAITEMENT CONSÉCUTIF	SUITES de L'OPÉRATION	RÉSULTATS
XXXII	Harrison	60		Facile.		Calcul.		Hypertrophie prostatique saillant au niveau du col.	Taille latérale. Section bilatérale de la prostate et finalement énucléation d'une masse grosse comme une noix.	Sept. 1881		Excellentes.	Au point de vue fonctionnel ?
XXXIII	Harrison		Complète, aiguë.			Hémorragie abondante suite de cathétérisme		Saillie de la prostate obstruant l'orifice urétral.	Destruction partielle par un cathétérisme brutal, vérifiée et complétée à l'aide d'une urétrotomie périnéale.		Drain resté plusieurs semaines en place.	Excellentes.	Disparition des troubles urinaires. 2 ans après, aucune récidive.
XXXIV	Williams	73				Calcul.		Lobe moyen saillant.	Taille latérale. Arrachement involontaire du lobe moyen. Hémorragie artérielle difficile à arrêter.			Excellentes.	Résultats fonctionnels vaguement indiqués. Les nuits, de pénibles auparavant, deviennent excellentes.
XXXV	Landerer	63	Incomplète depuis longtemps.	Très difficile.		Calcul.		Hypertrophie considérable surtout du lobe droit. Hypertrophie également du lobe moyen.	Urétrotomie externe périnéale médiane. Arrachement involontaire et partiel du lobe moyen avec tenette courbe. Arrachement du reste avec pince à polypes.	Juin 1885	Drain périnéal. Ablation du drain le 8e jour.	Excellentes. Guérison de la plaie périnéale le 14e jour.	Immédiatement : Jet d'urine presque à la longueur de 1 mètre. Cathéters, rigides ou souples, pénètrent aisément. 1 an après : même état.

TABLEAU IV. — **Prostatectomie** **Urétrale.**

AUTEURS	NOMS / AGE	RÉTENTION	CATHÉTÉRISME	CYSTITE	CONTRACTILITÉ vésicale	DIAGNOSTIC ANATOMIQUE	OPÉRATION	DATES	SUITES de L'OPÉRATION	RÉSULTATS
Mercier	Nojot.	Depuis 2 ans, complète lors de la prostatomie. Depuis 1 an, récidive lors de la prostatectomie.			?	Valvule.	1° Incision quatre fois répétée. 2° Excision.	1848 1853	Simples. Immédiatement après excision, urine librement.	6 mois après la prostatomie, récidive de rétention. 2 ans après la prostatectomie, la miction volontaire a persisté.
Mercier	Combier.	Depuis 7 ans, rétention complète et continue.			?	Valvule.	Excision.	1852	Simples. Rétablissement de miction volontaire.	3 ans après, 1855. État parfait de la miction.
Mercier	Bailly-Cafiléri.	Complète depuis 5 ans.			?	Valvule.	Excision.		Simples. Rétablissement de miction volontaire.	3 ans plus tard le malade urinait très librement.
Swinford-Edwards.	53	Complète depuis 3 mois		Existe.	?	Hypertrophie générale. Hypertrophie probable du 3e lobe.	Excision avec le prostatectome de Gouley. (Hémorragie insignifiante.)		Simples. 2 jours après urine librement.	Une semaine après, même état. Devait revenir si récidive. N'est pas revenu.
Harrison		Complète depuis longtemps.	Difficile.	Existe.	?		Exploration en vue de chercher un calcul, détermine une hémorragie abondante, a probablement détruit une saillie prostatique au niveau du col.		Hémorragie abondante pendant 6 jours.	3 mois après revient, urinant facilement sans cathéter.

II. — Description des procédés opératoires

Les opérations sanglantes exécutées sur la prostate hypertrophiée se divisent tout naturellement en :

Prostatotomie et Prostatectomie urétrale;
Prostatomie et Prostatectomie périnéale;
Prostatectomie sus-pubienne.

A. — Prostatotomie et Prostatectomie urétrale

Nous ne décrirons pas ici la prostatotomie ou prostatectomie urétrale telle que la pratiquait Mercier, non plus que les instruments dont il se servait; nous ne pouvons mieux faire que renvoyer à ses ouvrages.

Voici la description du procédé et de l'instrument de Gouley, qui diffère peu de celui de Mercier.

« L'instrument se compose d'une branche mâle et d'une branche femelle, glissant l'une dans l'autre. La branche mâle est recourbée; ses faces latérales sont planes, son extrémité légèrement mousse. Elle est tubulée et renferme une aiguille qu'on fait mouvoir au moyen d'un écrou situé dans la poignée. Cette aiguille est destinée à embrocher la tumeur et à l'immobiliser jusqu'à ce qu'elle soit sectionnée.

« La courbure de l'instrument est telle que la barre prostatique puisse être facilement franchie, tandis que celle de Mercier est tellement coudée qu'il est très difficile, quelquefois même impossible, de franchir la valvule. En outre, tandis que dans l'instrument de Mercier les mors sont tranchants, dans le mien ils sont mousses, de façon à agir comme écraseurs. L'extrémité du bec est fourchue, afin de permettre l'issue du sang pendant l'opération et aussi le passage d'un peu d'urine pour s'assurer qu'on est dans la vessie.

« Le crochet de la branche femelle est taillé en biseau dans une étendue de 4 centimètres et s'emboîte avec la branche mâle. Le manche est copié sur celui du lithotriteur de Collin et gradué pour permettre de mesurer l'épaisseur de la valvule

L'instrument s'introduit fermé dans la vessie, puis on l'ouvre et on retourne son bec en bas. On retire doucement, de façon à faire échapper la branche mâle par-dessus la valvule. Quand celle-ci est bien entre les deux mors, ce qu'on sent par des mouvements de va-et-vient, on rapproche les mors l'un de l'autre, autant que le permet l'épaisseur de la valvule, on pousse l'aiguille et on opère la section. »

Contrairement à Mercier, l'auteur laisse quelquefois une sonde à demeure pendant 24 heures. Comme traitement consécutif, il fait passer une sonde tous les 5 jours.

A côté de ce procédé de Gouley, nous ne ferons que signaler la méthode de Bottini, dérivée encore de celle de Mercier et qui en diffère en ce que la division de l'obstacle est faite par l'action galvano-caustique à l'aide d'un instrument spécial, introduit par le méat, le galvano-cautère prostatique.

B. Prostatotomie et Prostatectomie périnéales

Bien que le tunnellement de la prostate à travers le périnée ait donné à M. Harrisson, dans un cas que nous rapportons, un brillant succès, personne ne s'avisera, pas même l'auteur, d'ériger cette opération en méthode opératoire.

Nous passerons également sous silence l'*extirpation totale de la prostate par le périnée*, qu'en raison de ses difficultés et de sa gravité on ne peut proposer décemment à un malade atteint d'une simple hypertrophie de la prostate.

D'ailleurs, jamais, que nous sachions, pareille opération n'a été tentée pour cette dernière affection.

L'on trouvera plus loin une observation de Leisrink : *ablation totale de la prostate par le périnée* pour une tumeur de cet organe, observation que nous avons cru intéressant de rapporter pour bien montrer la difficulté d'exécution et la gravité de cette opération.

La prostatotomie périnéale a été pour la première fois décrite succintement par Gouley de New-York, dans les *Transact. of the Americ. Surg. ass.* 1885.

« La prostatotomie et la prostatectomie *externes* dues à M. Guthrie, dit-il, se font au moyen d'une incision périnéale ou urétrotomie externe : la première au moyen d'un prostatotome spécial ou d'un bistouri droit, la seconde avec un prostatectome spécial, ou, pour le cas de tumeur pédiculée, avec un petit écraseur ou, s'il s'agit d'une tumeur isolée interstitielle, par incision et énucléation. »

Mais c'est dans les ouvrages ou les communications de M. Reginald Harrison, que la prostatotomie périnéale est surtout décrite et bien réglée.

On pourrait établir, dit-il, que la forme la plus grave au point de vue de l'obstruction prostatique est la plus opérable, c'est-à-dire quand la prostate s'hypertrophie non par un de ses lobes isolément mais sous forme d'un soulèvement de sa base. Pour apprécier l'épaisseur de cette véritable barre prostatique, il conseille d'introduire une sonde dans la vessie et, une fois introduite, de la retourner le bec en bas, puis, un doigt étant placé dans le rectum, on peut juger facilement de l'épaisseur du tissu qui sépare le doigt de la sonde.

Le procédé opératoire consiste à ouvrir la portion membraneuse par le périnée sur un conducteur, puis à introduire le doigt dans l'urètre prostatique; la portion obstruante est alors divisée sur la ligne médiane, en partie au moyen d'une incision faite avec un bistouri courbe boutonné, en partie par divulsion avec le doigt ou une grosse bougie jusqu'à ce que l'accès de la vessie soit aisé.

Inutile de faire une ouverture plus grande que l'index; une ouverture ainsi faite est complètement remplie par le tube à drainage que l'on emploie et il y a très peu de risque d'hémorragie. Les tubes à drainage que l'auteur a l'habitude d'employer après la section de la prostate sont en gomme élastique, coudés à leur extrémité de façon que celle-ci puisse drainer le bas-fond de la vessie, et il en possède une série suffisante, de longueur et de coudure variées, pour s'adapter aux diversités de forme et de profondeur du réservoir vésical.

Ce tube à drainage est double : le tube extérieur est fixe et muni d'une plaque qui s'applique au périnée; le tube intérieur, glissant dans le précédent, peut être retiré et nettoyé à volonté. Ce petit appareil rappelle en un mot la disposition des canules à trachéotomie.

R. Harrison attache une grande importance au traitement consécutif; il laisse en place son tube à drainage, de six à douze semaines ; si après cela un cathéter peut être introduit facilement dans la vessie, ou bien si l'urine, en dépit du drain périnéal, coule par sa voie naturelle, il considère que le résultat désiré est obtenu. L'usage de la bougie est continué jusqu'à guérison complète de la plaie périnéale. Comme mesure de précaution, les malades doivent se passer de temps en temps la bougie.

En terminant, l'auteur insiste sur ce point que la section de la barre prostatique doit être précédée, dans tous les cas, de l'exploration avec le doigt, de l'urètre prostatique, pour reconnaître la nature de l'obstacle et la sorte d'incision qui doit y remédier (1).

Ce procédé, employé maintes fois par son auteur, est le procédé type, les autres ne sont que des variantes.

Dans l'observation rapportée par M. Schmidt (de Cuxhaven), ce chirurgien élargit l'urètre prostatique non seulement avec un bistouri boutonné, mais avec le dilatateur utérin, jusqu'à ce qu'il admît librement l'index.

Une grosse sonde fut introduite dans la vessie par l'ouverture faite au périnée et laissée à demeure pendant cinq semaines. Au bout de ce temps, le malade ayant uriné volontairement à plusieurs reprises, Schmidt lui dilate encore la portion prostatique de l'urètre jusqu'aux gros numéros des *bougies utérines*, puis il laisse guérir la plaie en boutonnière.

Watson (de Boston) se sert d'un *perineal drainage tube* spécial, dont il donne la description suivante dans son mémoire : « L'extrémité de ce tube, dit-il, occupe la portion la plus déclive de la vessie et est arrondie et lisse. Son calibre est large. Un œil large et à bords mousses est placé *tout près* de son extrémité vésicale, ne laissant aucun cul-de-sac en amont qui puisse loger des détritus, et pouvant

(1) D'après Watson (de Boston), il n'est possible d'aller accrocher et reconnaître l'obstacle prostatique que dans les deux tiers des cas seulement. Dans l'autre tiers, la *distance périnéale*, c'est-à-dire la distance entre l'ouverture périnéale et le col de la vessie dépasse la longueur de l'index.

donner passage aux grumeaux les plus volumineux. La direction du tube est telle qu'elle correspond et s'adapte à l'urètre
postérieur, tandis que sa portion extérieure est parallèle au

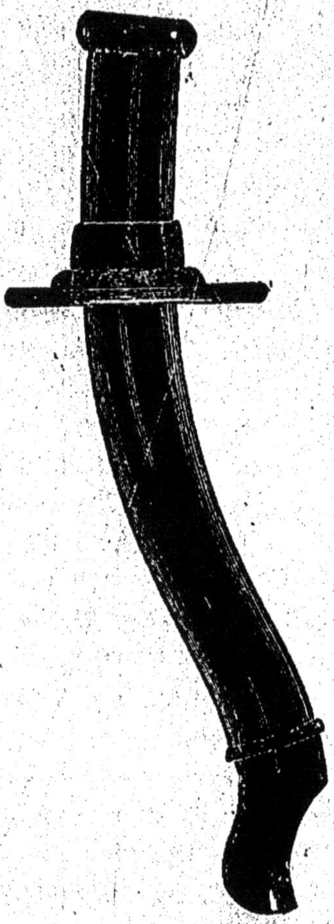

plan du lit, quand le malade est couché sur le dos. Cette
direction a été établie d'après des mensurations prises sur

vingt cadavres et conviendra à la moyenne des cas. Pour que ce tube à drainage s'adapte aux variations de distance qui se présentent entre la plaie périnéale et la vessie, la plaque avec laquelle le tube est tenu en place, au moyen de rubans de fil fixés à une ceinture, peut être déplacée en avant ou en arrière, et glissant à frottement sur elle restera à la place où elle aura été mise. »

Les tubes sont de différents calibres et quelques-uns sont pourvus, juste au-dessus de l'œil, d'une arête circulaire, de sorte qu'ils peuvent être convertis en canules à chemise, s'il y a lieu.

Telle est la prostatotomie périnéale, opération bien réglée et dirigée contre l'hypertrophie de la prostate, principalement dans la forme d'hypertrophie appelée par les auteurs, barre prostatique.

Nous ne voulons pas faire ici la critique des procédés opératoires, nous la réservons pour le chapitre intitulé « Choix du procédé opératoire ». Nous tenons, cependant, à faire remarquer, dès maintenant, que la voie périnéale présente cet avantage incontestable qu'elle permet d'introduire et de laisser à demeure, au niveau du col vésical, un drain volumineux, qui maintient écartées les deux lèvres de la barre prostatique sectionnée, empêche ainsi leur réunion et par conséquent la reproduction de l'obstacle. Il n'en est pas de même, évidemment, de la méthode urétrale, qui ne permet l'introduction que d'une sonde ordinaire, tout à fait insuffisante pour empêcher la valvule prostatique de se reformer au-dessous. C'est là, il n'en faut pas douter, la cause du discrédit dans lequel est tombée l'opération de Mercier. Nous allons voir également que la voie sus-pubienne, excellente d'ailleurs à d'autres points de vue, est passible du même reproche que la voie urétrale, dans les cas où il s'agit d'une barre prostatique.

C. — Prostatectomie sus-pubienne

D'après les auteurs qui ont pratiqué à plusieurs reprises la prostatectomie sus-pubienne, tels que Mac Gill, Kümmell, les formes de l'hypertrophie contre lesquelles on peut intervenir sont les suivantes :

Saillie du lobe moyen sous forme de mamelon ou de tumeur pédiculée ;

Hypertrophie uniformément concentrique qui fait saillie dans la lumière de la vessie comme la portion vaginale de l'utérus dans la cavité du vagin ;

Hypertrophie en croissant, en fer à cheval, l'orifice interne de l'urètre étant réduit à une fente étroite ;

Hypertrophie portant isolément sur le lobe droit ou sur le gauche, qui fait saillie en arrière dans la cavité vésicale et souvent en dedans du côté du col.

Le premier temps de l'opération est la taille hypogastrique exécutée suivant le procédé aujourd'hui classique et sur lequel nous ne voulons pas insister pour l'instant.

Deux auteurs seulement, M. le professeur Guyon et B. Schmidt (de Leipzig), font observer qu'ils laissent en place le ballon de Petersen pendant tout le cours de l'opération. Nous démontrerons plus tard que cette précaution est très utile et rend la prostate beaucoup plus accessible au chirurgien.

La vessie est ouverte, les bords en sont maintenus écartés, soit par des écarteurs, soit par deux fils suspenseurs.

Il s'agit maintenant, après avoir reconnu de l'œil et du

doigt la forme de l'hypertrophie, d'enlever la portion de prostate qui fait obstacle au niveau du col.

Est-ce un lobe moyen pourvu d'un pédicule étroit : un coup de ciseau suffira (Mac Gill, Atkinson, Mayo Robson).

Si la tumeur est sessile ou implantée par un pédicule assez large, la plupart des chirurgiens donnent la préférence à l'anse ou au couteau du galvano-cautère (Kümmell, B. Schmidt, Guyon).

Dittel s'est servi de la chaîne d'un écraseur, Watson, du serre-nœud.

Un peu plus difficile, dit Mac Gill, est l'ablation de l'hypertrophie de la prostate en forme d'anneau. Il conseille dans ce cas l'incision longitudinale de l'anneau en haut et en bas. On se trouve alors en présence de deux moitiés latérales faisant saillie dans la vessie, que l'on enlève avec des ciseaux courbes ou que l'on énuclée avec les doigts. En tout cas, il faut prendre garde qu'il ne subsiste aucune partie de la saillie valvulaire et qu'après l'opération l'urètre soit perméable pour l'extrémité de l'index.

L'énucléation de masses prostatiques saillantes, après incision de la muqueuse vésicale, puis d'une capsule plus ou moins épaisse, est signalée dans un certain nombre d'observations.

La vessie une fois ouverte, dit Buckston-Browne, on y trouva, faisant saillie sur la partie inférieure et droite de l'orifice urétral, une énorme tumeur prostatique. Elle fut enlevée par morceaux avec le doigt et la pince; la seule difficulté dès l'abord fut de pénétrer à travers la capsule prostatique; une fois qu'elle fut ouverte, les lobules de la tumeur s'énucléèrent aisément et furent enlevés par simple torsion, sans qu'il fût besoin d'inciser ou de déchirer les tissus.

La totalité de la masse enlevée pesait près de quatre onces.

Dans le premier cas de M. Atkinson, il s'agissait d'une grosse tumeur, du volume d'un *cricket ball*, provenant apparemment du lobe droit de la prostate. La membrane muqueuse étant incisée, une portion considérable de la masse fut énucléée en plusieurs portions qui se décortiquèrent sans peine.

Dans le second cas, deux larges masses d'environ deux pouces de diamètre furent trouvées faisant saillie à l'intérieur de la vessie, une de chaque côté de l'orifice urétral, et en outre on voyait se détacher de la surface inférieure et interne du lobe gauche un nodule pédiculé, du volume environ d'une bille, qui paraissait obturer l'orifice urétral.

Il fut enlevé avec des ciseaux, et les deux masses latérales e principales furent énucléées avec le doigt.

Mayo Robson fait suivre ses deux observations des réflexions suivantes :

« En règle peu d'hémorragie; et à l'aide de ciseaux courbes et de la pince à mors tranchants, il est relativement aisé d'enlever les saillies qui ne peuvent pas être énucléées; mais il est surprenant de voir combien il est facile d'énucléer ces masses quand la membrane muqueuse et la capsule qui les recouvre ont été incisées. »

En résumé l'ablation de la tumeur prostatique par la voie sus-pubienne a été pratiquée suivant des modes déterminés surtout par la forme de l'hypertrophie et dont les principaux sont :

L'excision simple avec des ciseaux;

La section par l'anse du galvano-cautère ;

La section par le couteau du thermo ou du galvano-cautère;

L'énucléation, convenant surtout aux tumeurs interstitielles après incision de la muqueuse vésicale et de la capsule périlobulaire.

Nous avons vu l'importance attachée par Harrison au traitement consécutif dans la prostatotomie périnéale: nous voulons parler du maintien longtemps prolongé d'un drain volumineux au niveau du col vésical.

Au contraire, dans la prostatectomie sus-pubienne, les auteurs ont paru le dédaigner; la plupart n'en parlent pas.

Seul Kümmell paraît explicite à ce sujet.

Après section de l'obstacle prostatique, il fait, s'il est nécessaire, la dilatation du col vésical et introduit un cathéter de Nélaton, aussi gros que possible, qu'il laisse à demeure. La plaie vésicale est réunie par trois étages de sutures au catgut. Les jours qui suivent immédiatement l'opération, il réussit à introduire les cathéters les plus volumineux. Le dixième jour, s'il est possible, le cathéter est supprimé.

Dans l'opération que M. le professeur Guyon a exécutée, en même temps que la plaie vésicale était drainée par les tubes de Périer, une sonde fut laissée à demeure les trois premiers jours; mais mal supportée par le malade, elle dut être supprimée momentanément. Réintroduite le huitième jour, en même temps qu'on enlevait les tubes de Périer, elle fut gardée par le malade environ quinze jours encore.

Nous verrons dans un prochain chapitre (page 58) que la sonde à demeure est tout à fait insuffisante, en raison de son diamètre forcément limité, pour remplir le but que l'on se propose, c'est-à-dire pour empêcher le reproduction de la barre prostatique.

III. — Valeur de l'opération

Difficultés opératoires — Mortalité — Résultats
thérapeutiques

La valeur d'une opération doit être jugée d'après ses complications et ses difficultés, d'après la mortalité qu'elle entraîne, enfin et surtout d'après ses résultats thérapeutiques.

Difficultés opératoires. Mortalité. — Les difficultés opératoires n'ont pas paru considérables dans la plupart des observations que nous avons sous les yeux; nous reviendrons d'ailleurs plus tard, quand nous discuterons le choix du procédé opératoire, sur les avantages de tel ou tel procédé aussi bien au point de vue opératoire qu'au point de vue thérapeutique.

Parmi les complications, l'hémorragie seule a été signalée; légère dans la grande majorité des cas, abondante dans un petit nombre seulement, elle a toujours été facilement arrêtée soit par le tamponnement provisoire, soit par des ligatures ou enfin par des irrigations chaudes. Jamais elle n'a entraîné de danger sérieux.

La mort est survenue cinq fois, peu après l'opération.

Le second malade d'Atkinson a succombé à une pleurésie le 36e jour. (IX.)

Le cinquième de Kümmell est mort de broncho-pneumonie le 10e jour, mais son état général était déjà très grave quand il a été opéré. (XIX.)

Dittel perdit son malade quelques jours après l'interven-

tion; à l'autopsie, on trouva des lésions atrophiques et puru-
lentes du rein. (I.)

Un opéré de Watson mourut le 4e jour, d'infection urinaire aiguë, rapporte l'auteur. (XIII).

Enfin, un sixième malade de Kümmell est mort au bout
de six semaines, probablement de cystite et néphrite putride,
nous écrit l'auteur (XX.)

En résumé, cinq morts toutes consécutives à des opérations sus-pubiennes: mais, en réalité, la mort seule du malade de Watson est vraiment imputable à l'intervention; tout
au plus chez les autres, celle-ci a-t-elle pu hâter le dénoue-
ment.

En revanche, dans quelques cas, la prostatectomie sus-
pubienne pratiquée chez des malades dont l'état général était
des plus graves,

Observations XV-XVII (Kümmell)
»   VI   (Mac Gill)
»   X   (Mayo Robson)
»   II-III   (B. Schmidt)

a été suivie d'une notable et souvent rapide amélioration de
la santé générale.

Nous ne voulons pas d'ailleurs inférer par là que l'extirpation d'une portion de la glande prostatique a été pour
quelque chose dans ce résultat; nous prétendons seulement
établir que des malades même très affaiblis ont pu supporter
l'opération sans danger.

Si nous parcourons maintenant la liste des prostatotomies
périnéales ou urétrales, nous sommes frappé par la béni-
gnité excessive de l'opération.

Aucune mort n'est signalée.

En résumé, difficultés moyennes, complications rares et

peu dangereuses, mortalité très faible portant exclusivement
sur la prostatectomie sus-pubienne, telle est l'impression que
l'on recueille de la lecture attentive des observations.

Résultats thérapeutiques. — Il importe tout d'abord
de résoudre la question suivante :

Doit-on regarder comme un résultat thérapeutique de la
prostatotomie ou de la prostatectomie l'amélioration d'une cystite compliquant l'hypertrophie, la disparition des symptômes
généraux qui sont le corollaire fréquent d'une cystite intense.
Si on répondait par l'affirmative, nul doute que l'on ne dût
considérer ces opérations comme excellentes, car dans un
grand nombre d'observations nous voyons notés ces heureux
résultats. Mais si l'on songe que l'extirpation d'une saillie
prostatique s'accompagne forcément d'une ouverture de la
vessie avec drainage plus ou moins prolongé et désinfection
soignée de sa cavité, il nous paraît beaucoup plus logique
d'attribuer à la cystotomie la guérison de la cystite et des
phénomènes douloureux et généraux qui la compliquent; ces
effets thérapeutiques sont en effet connus, et il n'est pas
besoin de l'ablation d'un lobe moyen ou d'une valvule du col
pour les expliquer. Reste à considérer l'amélioration ou la
disparition des symptômes qui caractérisent à proprement
parler l'hypertrophie de la prostate, c'est-à-dire la *rétention
d'urine* et les *difficultés du cathétérisme* dans certaines
formes d'hypertrophie.

Or, si nous analysons rigoureusement les observations que
nous avons sous les yeux, nous sommes frappé en premier
lieu des renseignements incomplets ou vagues que la plupart
des opérateurs nous donnent à cet égard et du petit nombre
des résultats bien nettement énoncés. Il est évident en effet

que pour juger des effets heureux que la prostatotomie peut
avoir sur la rétention, et pour en tirer des conclusions ayant
quelque valeur, il importe d'établir avec le plus grand soin
depuis combien de temps durait la rétention d'urine au moment de l'intervention ; et dans le cas où la miction volontaire a été rétablie par l'opération, si ce retour des fonctions
vésicales a persisté. Quelle signification, en effet, attacher à
une observation où l'on nous apprend qu'un accès de rétention aiguë a disparu après l'ablation d'une saillie prostatique
au niveau du col? Aucune, à notre avis, car pareil résultat
est obtenu à chaque instant sans opération, soit par un
cathétérisme répété régulièrement pendant quelques jours,
soit par l'emploi de la sonde à demeure. C'est là un résultat
banal sur lequel nous n'osons insister, tellement il est connu,
et duquel on ne peut tirer avantage pour conseiller la prostatotomie ou la prostatectomie. Mais, dira-t-on, si cet accès
traité ainsi par l'intervention sanglante ne se reproduit plus,
ne serait-ce pas là une preuve de l'efficacité de l'opération ?

Tout d'abord, un certain nombre d'observations ne sont
pas explicites à ce sujet, les malades n'ont pas été revus
après leur sortie de l'hôpital; et d'ailleurs, ne sait-on pas,
et ici nous citons textuellement les paroles de M. le professeur Guyon, dont la haute expérience est connue, ne sait-on
pas que « dans les périodes initiales de l'affection prostatique
il est possible de voir la miction se rétablir spontanément et
sans aucune intervention opératoire, après des crises passa-
gères de rétention ». « J'ai suivi, dit encore le chirurgien de
Neckér, un certain nombre de malades qui après un ou *plusieurs* accès de rétention restent depuis quelques années
indemnes de tout nouvel accident de cette nature. »

Nous ne pouvons donc considérer comme probantes que les observations offrant cette mention : *La rétention d'urine dure depuis quelques mois, ou tout au moins a résisté au traitement palliatif pendant quelques semaines.*

En pareil cas, le retour immédiat de la miction volontaire après une intervention sanglante sur la prostate, même si ce retour n'était que passager, prouverait tout au moins nettement l'influence d'une opération de cette nature sur la rétention. Mais nous sommes plus exigeants, et il est un point important que nous aurions voulu voir noté par tous les observateurs : c'est la durée de la guérison. Une guérison de quelques semaines est-ce une véritable guérison ?...

Or, combien de malades n'ont pas été suivis ou revus après leur sortie de l'hôpital ? De même pour les difficultés du cathétérisme. Pour prouver qu'une thérapeutique sanglante ait quelque valeur à leur égard, il faut deux choses : l'insuccès des moyens journellement employés par le chirurgien soit pour sonder lui-même le malade, soit pour lui permettre de se sonder aisément ; et ensuite si ces difficultés ont été levées par l'opération, l'ont-elles été d'une façon durable ?

Les considérations précédentes nous ont paru nécessaires, elles montrent dans quelle mesure nous sommes décidé à tenir compte des résultats publiés par les auteurs.

Or, si nous faisons abstraction de la prostatotomie urétrale, opération peu précise et dont les résultats sont toujours discutables, nous voyons que sur trente-cinq cas, dix-huit fois seulement la rétention complète ou presque complète durait au moins depuis plusieurs mois ; toutes les autres opérations ont été faites pour des accès de rétention aiguë, pour de la cystite, ou manquent de détails suffisants.

Sur ces dix-huit cas, la mort est survenue deux fois, quelques jours après l'intervention (I-XIII). L'observation de Buckston Browne (XXI) est publiée prématurément, quelques semaines après la prostatectomie, la vessie étant encore drainée : nous ne pouvons en tenir compte. Il en est de même du premier cas de Mac Gill, du troisième de Kümmel (IV, XVII), où les malades n'ont pas été suivis : Mac Gill rapporte que son malade, atteint de rétention complète depuis six mois, n'eut plus besoin de se servir de cathéter. Mais pendant combien de temps ? Ce détail a pourtant quelque importance. A M. Kümmell on peut faire le même reproche. De plus, son malade n'a pas recouvré immédiatement la miction volontaire, il a fallu des douches vésicales froides, des injections de strychnine; les mêmes moyens auraient peut-être à eux seuls donné le même résultat. En tout cas il est difficile de faire dans ce cas la part de l'opération.

Six fois le chirurgien avoue nettement que la miction volontaire n'a pas été rétablie (les deux cas de B. Schmidt) (II, III); la première opération de M. Schmidt (XII); la deuxième prostatectomie sus-pubienne de Watson (XIV); le premier malade de Kümmell (XV); enfin celui de M. Guyon (XXII).

A cela nous pouvons ajouter les deux résultats négatifs indiqués d'une façon très précise dans les leçons cliniques de Thompson (1) : « Deux fois, dit-il, il a taillé deux calculeux, prostatiques avancés, qui, depuis plus d'un an, n'avaient pas rendu une goutte d'urine sans le secours de la sonde. Chez ces deux malades, il a pu exciser une tranche considérable de la prostate et même tout un lobe moyen, avec la ferme intention de modifier ou même de rétablir, si possible,

______

(1) *Leçons cliniques*, 1889, p. 107.

la fonction vésicale. Il fut cruellement désappointé en constatant que l'opération n'avait aucunement modifié le fonctionnement de leur vessie. »

Six fois la miction volontaire a été rétablie d'une façon définitive : deux fois, par une prostatectomie sus-pubienne (Belfield, 4e malade de Kümmell) (VII-XVIII), quatre fois par une prostatectomie périnéale (Harrison, XXVI, M. Schmidt, XXVII, Belfield, XIX, Landerer, XXXV).

Nous allons brièvement résumer ces six observations en raison de leur importance.

Le premier malade de Belfield (VII), âgé de 73 ans, avait depuis un an une rétention d'urine presque complète; on lui enlève un lobe moyen pédiculé, gros comme une noisette ; la miction volontaire est immédiatement rétablie, et plus d'un an après l'opéré urinait encore librement.

Dans la quatrième observation de Kümmell (XVIII), il s'agit d'un homme de 71 ans qui, depuis un an, était obligé de se sonder : on lui enlève un lobe saillant du côté gauche par la voie sus-pubienne. Rétablissement de la miction volontaire, laquelle a persisté depuis cinq mois.

Harrison (XXVI) fait la prostatectomie périnéale à un homme de 73 ans, atteint de rétention chronique nécessitant l'usage constant de la sonde. Drainage pendant sept semaines. Il l'examine dix-huit mois après, le malade n'avait jamais eu besoin de se sonder depuis l'opération, et on ne sentait plus d'obstacle au cathétérisme.

Le cas publié par M. Schmidt (de Cuxhaven) (XXVII), est des plus intéressants : il s'agit d'un prostatique ayant depuis sept mois de la rétention complète, malgré l'ablation d'un lobe moyen par la voie sus-pubienne. Peu après cette ablation, Schmidt lui fait la prostatotomie périnéale d'après le procédé de Harrison, c'est-à-dire suivie du maintien prolongé d'un drain volumineux au niveau du col; de plus, avant d'abandonner la boutonnière périnéale à la cicatrisation, il lui dilate l'urètre prostatique et le col vésical en y faisant passer les plus gros numéros des bougies utérines.

La miction spontanée revint promptement un mois après l'opération, aujourd'hui elle persiste encore après dix-huit mois, et le malade n'a jamais eu besoin de se sonder.

Chez un deuxième malade de Belfield (XXIX), l'usage constant du cathéter était nécessaire depuis un an. Prostatotomie périnéale à l'aide du galvano-cautère. Pendant sept mois, ce malade urina sans difficulté et sans sonde jusqu'à sa mort arrivée par urémie.

Landerer (XXXV), faisant la taille périnéale à un calculeux, lui enlève involontairement un lobe moyen. Depuis quelques années, ce malade urinait difficilement et par un jet très faible; au moment de l'opération, il n'urinait plus que goutte à goutte et sur ses bottes. Quinze jours plus tard, il avait un jet presque long d'un mètre, et quinze mois après il urinait encore aussi bien et avec autant d'énergie qu'immédiatement après l'opération.

En résumé, sur 37 opérations (en comptant les deux cas de Thompson) *tant sus-pubiennes que périnéales, six fois la miction volontaire, abolie depuis plusieurs mois au moins, a été rétablie d'une façon durable.* Remarquons, en passant, que sur ces six succès, trois appartiennent au procédé d'Harrison, c'est-à-dire à la prostatotomie et à la prostatectomie périnéale *suivie du séjour prolongé d'un drain volumineux au niveau du col.*

Nous avons déjà, dans la description des méthodes opératoires (voir page 40), dit quelques mots de la supériorité de ce

procédé sur les autres, quand il s'agit d'une barre prostatique ; nous nous réservons de développer amplement le pourquoi de cette supériorité, dans le chapitre suivant, lorsque
nous parlerons de la récidive de l'obstacle prostatique.

Pour le moment, revenons à nos six guérisons durables.
Elles paraissent nettement établies, et cependant qu'on nous
permette de faire encore une restriction : la miction volontaire est rétablie, disent les opérateurs, le malade urine librement, ou encore, l'opéré n'a plus eu besoin de se sonder :
nous voudrions un peu plus de précision dans l'énoncé des
résultats ; et il nous paraît d'un intérêt extrême de savoir
non seulement si le malade urine volontairement, mais s'il
vide complètement sa vessie ; sans quoi l'opération n'aura
donné qu'un succès incomplet, plus dangereux peut-être
qu'un échec. Car au risque de paraître paradoxal, nous prétendons que la rétention complète chronique est moins grave
que la rétention incomplète. Le prostatique qui ne peut
uriner spontanément est obligé par là même de se sonder
d'une façon régulière, et s'il le fait aseptiquement, son état
de santé restera normal, les effets de la rétention seront
annihilés. Celui, au contraire, qui peut volontairement vider
une partie de sa vessie, illusionné par la quantité d'urine
souvent exagérée qu'il rend chaque jour, sera conduit à
négliger l'usage du cathéter, et cela, malgré les recomman-
dations expresses qu'on n'aura pas manqué de lui faire.

A la faveur de cette stase urinaire permanente, la vessie se
distend, et peu à peu s'établissent des lésions irrémédiables
des organes urinaires supérieurs ; ces lésions à l'état aseptique sont assez semblables à celles qui ont été observées par
MM. Straus et Germont dans le rein du cobaye après
ligature aseptique de l'uretère ; elles ont été dernièrement

étudiées chez l'homme par notre distingué collègue Albar-
·ran (Th. inaug. 89) et résumées par lui, dans ses conclusions,
de la façon suivante : « En cas d'obstacle au cours de l'urine,
il existe une période aseptique caractérisée par la dilatation,
puis par l'atrophie des canalicules du rein, accompagnée d'un
léger degré de sclérose non inflammatoire. »

En un mot il se produit peu à peu une insuffisance rénale,
laquelle se traduit cliniquement, surtout par des troubles
digestifs et par un état général que M. le professeur Guyon a
depuis longtemps mis en relief et qu'il désigne aujourd'hui
sous le nom de *forme aseptique de la cachexie urinaire.*
Mais ce qui fait la gravité exceptionnelle de la rétention
incomplète avec distension, c'est que les malades qui en sont
atteints sont par là même prédisposés d'une façon remarquable à une infection rapide et complète de tout leur appareil
urinaire. Cela résulte non seulement de l'expérience clinique,
mais encore de recherches expérimentales récentes qui ont
fait le sujet d'une importante communication de M. le professeur Guyon à l'Académie des sciences (1).

Il n'est donc nullement avantageux pour un malade de
voir sa rétention complète transformée en rétention incomplète. Il est à espérer que les chirurgiens dont nous avons
enregistré les succès ont obtenu davantage, et quand ils
parlent de rétablissement de la miction volontaire, qu'il
s'agit d'un *retour complet des fonctions vésicales,* mais nous
regrettons que dans l'énoncé de leurs résultats ils ne l'aient
pas spécifié d'une façon plus précise. Ce regret vise surtout la
deuxième observation de Belfield (XXIX), où nous voyons
la malade mourir d'urémie sept mois après l'opération. C'est

(1) Note sur les conditions de réceptivité de l appareil urinaire à l'invasion
microbienne.

peut-être un des cas, auxquels nous faisions allusion, c'est-à-dire où la rétention de complète devenue incomplète a conduit peu à peu le malade à l'insuffisance rénale et à l'urémie.

Si nous envisageons maintenant la prostatectomie au point de vue des facilités qu'elle apporte au cathétérisme, nous trouvons seulement trois observations où ce résultat est nettement mentionné.

Chez le quatrième malade de Harrison (XXVI), le cathétérisme était difficile, déterminant souvent de l'hémorragie; on lui fait la prostatotomie périnéale, le malade sort ayant recouvré la miction volontaire; dix-huit mois après il est examiné de nouveau, on ne trouve plus d'obstacle au cathétérisme.

Dans l'observation de Landerer (XXXV), la sonde ne pouvait être introduite que difficilement et presque pas ou même pas du tout derrière la protaste; une hémorragie violente suivit le premier essai de cathétérisme. Après l'opération, les cathéters ordinaires élastiques et métalliques pénétraient facilement dans la vessie.

A côté de ces deux cas où les difficultés du cathétérisme disparurent par le fait de l'intervention, nous devons signaler l'observation de M. Guyon (XXII), où l'insuccès a été presque complet, ainsi qu'en fait foi l'histoire détaillée du malade.

Ainsi donc les résultats thérapeutiques de la prostatotomie et de la prostatectomie existent, mais existent en petit nombre : telle est la conclusion qui se dégage de la critique sévère des observations.

Nous aurons, dans le prochain chapitre, à nous demander le pourquoi des nombreux insuccès que nous avons constatés.

DEUXIÈME PARTIE

I. — DES CAUSES D'INSUCCÈS ET EN PARTICULIER DE LA RÉCIDIVE DE L'OBSTACLE PROSTATIQUE A LA SUITE DE LA PROSTATOTOMIE ET DE LA PROSTATECTOMIE.

Si l'on veut bien reconnaître avec nous que la prostatotomie aussi bien que la prostatectomie a pour principal objectif de rétablir la miction volontaire en supprimant l'obstacle qui est supposé s'opposer à l'issue de l'urine, il faut bien avouer que jusqu'à présent elle a donné peu de succès décisifs. A quoi cela tient-il ? l'opération a-t-elle été insuffisante dans la plupart des cas? Nous ne le croyons pas; il suffit de lire attentivement les observations, pour se convaincre que la ou les tumeurs prostatiques faisant saillie au niveau du col ont été complètement enlevées, que la barre transversale a été largement incisée, et cependant dans bon nombre de cas la miction volontaire n'a pas reparu ou bien n'a été recouvrée que momentanément.

Peut-on admettre une récidive de la tumeur ou de la barre prostatique ?

L'importance extrême de cette question est facile à saisir; aussi malgré le peu de documents que nous fournissent à cet égard les observations, allons-nous essayer de la traiter avec le plus grand soin. Après avoir établi l'existence de la récidive, nous en rechercherons surtout les causes, car il est indispensable de savoir si elle est fatale dans certains cas et sous la dépendance de la forme anatomique ou de la nature intime de l'hypertrophie prostatique, ou bien s'il faut incriminer tel ou tel procédé opératoire et s'il est au pouvoir du chirurgien de l'éviter par un choix raisonné du mode d'intervention.

Occupons-nous tout d'abord de la barre prostatique, qui constitue avec l'hypertrophie du lobe moyen les deux grandes formes anatomiques contre lesquelles on est surtout intervenu. La barre se reproduit-elle après incision et même excision ?

Nous n'hésitons pas à répondre : oui, la barre se reproduirait à moins que l'on ne maintienne écartées, pendant un temps assez long pour permettre la cicatrisation, les deux lèvres déterminées par la section ou l'excision.

C'est cette condition qu'ont remplie Harrison, Watson, M. Schmidt, en adoptant le procédé par la voie périnéale ; lui seul permet en effet le séjour au niveau du col, d'un drain volumineux qui maintient écartées les lèvres de la barre. Et le succès est venu justifier leur procédé, puisque sur quatre malades atteints de rétention chronique et opérés de cette façon, trois fois une guérison durable a suivi l'opération (Harrison XXVI — M. Schmidt XXVII — Landerer XXXV).

Mais si vous incisez ou excisez une valvule prostatique par la voie urétrale ou par la voie sus-pubienne, pourrez-vous interposer entre les deux lèvres de section un drain volumineux ? Non évidemment : dans le procédé de Mercier cela est manifestement impossible ; dans la méthode sus-pubienne le maintien de ce drain offrirait des difficultés pratiques vraisemblablement insurmontables. Force est donc de se borner à une sonde à demeure ordinaire, d'un calibre nécessairement bien inférieur à celui du drain d'Harrison, du *perineal drainage tube* de Watson, et impuissants par conséquent, à remplir l'office de ces derniers, c'est-à-dire à maintenir le col vésical dilaté et les deux lèvres de la barre prostatique écartées au maximum ; et alors il nous semble fatal que ces deux lèvres vont s'accoler, se réunir, que la valvule va se reformer au dessous de la sonde : en un mot il y aura récidive.

Mais nous ne présentons pas là une simple vue de l'esprit à coup sûr très rationnelle; les faits sont là pour nous venir en aide. Qu'on relève les observations de Mercier : maintes fois on verra la récidive indiquée par l'auteur lui-même; une seconde, une troisième opération être nécessaires : la valvule s'était évidemment reformée.

Voici maintenant une observation personnelle (XXII). Dans l'opération qu'a faite sous nos yeux, M. le professeur Guyon, pour remédier aux difficultés du cathétérisme chez un prostatique, une barre contre laquelle venait buter la sonde fut largement excisée en forme de coin; la sonde passa librement immédiatement après; quelques jours plus tard, nous pûmes encore introduire, sans difficulté, une grosse sonde molle; mais à partir du onzième jour et malgré l'emploi d'une sonde à demeure pendant trois semaines, nous avons recommencé à buter, au niveau du col, comme par le passé ?

Que conclure de ce fait, sinon que la sonde avait été impuissante à empêcher l'accolement, puis la réunion des deux lèvres de la barre excisée, en un mot la reproduction d'un obstacle aussi gênant pour le cathétérisme qu'avant l'opération.

En résumé, la récidive de la barre prostatique n'est pas niable; son mécanisme c'est l'accolement, puis la réunion graduelle des deux lèvres qui bordent la perte de substance déterminée par l'incision ou l'excision; ce mécanisme nous semble tout à fait comparable à celui qui préside aux récidives à la suite des opérations pratiquées contre la syndactylie. Pour éviter, dans la mesure du possible, cette reproduction de la barre, le procédé d'Harrison nous paraît, sans contredit, le procédé de choix; peut-être aussi, ainsi que M. Guyon nous en a donné l'idée, obtiendrait-on le même résultat par la voie sus-pubienne, en suturant après excision de la valvule la muqueuse vésicale à l'urétrale, de façon à recouvrir d'un manteau muqueux toute la perte de substance. Cette suture serait évidemment fort délicate à bien faire.

Examinons maintenant la question de la récidive du lobe moyen; en d'autres termes, après l'ablation de cette saillie plus ou moins pédiculée qu'une prostate hypertrophiée peut présenter à la partie médiane et postérieure du col vésical et qu'on est convenu d'appeler lobe moyen, peut-il se reproduire une nouvelle saillie à la place où l'on a enlevé la première?

En parcourant la série des observations, nous trouvons pour répondre à cette question trois faits négatifs et un quatrième affirmatif, bien que légèrement douteux.

Voici les trois faits négatifs, que nous nous permettons de résumer brièvement en raison de l'importance du sujet :

Un malade de Kümmell (XVI), auquel on avait enlevé un lobe saillant piriforme, meurt trois mois après, de pneumonie, et à l'autopsie on peut constater que la tumeur n'avait pas récidivé.

Nous rapprocherons de ce fait le cas de Meinhart Schmidt (XII, XXVII); ce chirurgien fit à un de ses malades, d'abord une prostatectomie sus-pubienne, au cours de laquelle il lui enleva un lobe moyen gros comme une châtaigne et fermant à la manière d'un couvercle l'ouverture intra-vésicale de l'urètre. Trois mois plus tard, en présence de l'insuccès de cette première tentative, il se détermine à faire la prostatotomie périnéale par le procédé d'Harrison;

mais au préalable, et ceci est énoncé de la façon la plus explicite, l'exploration digitale par la première incision montra, à la place de la tumeur, une surface lisse et plane; la saillie en forme de toit qui existait sur l'ouverture de l'urètre ne se retrouvait plus.

Le troisième fait est dû à **Landerer (XXXV)**. Un an après l'opération qui consiste dans l'arrachement d'un lobe moyen, l'examen démontre que des cathéters ordinaires métalliques et élastiques pénétrent sans difficulté dans la vessie. Avant l'opération, au contraire, la sonde ne pouvait être introduite que difficilement et presque pas ou même pas du tout derrière la prostate.

A opposer à ces trois faits négatifs, nous avons l'observation très intéressante de **B. Schmidt (de Leipzig) (II)**. En août 1886, il extirpe à un malade, par la voie sus-pubienne, à l'aide de l'anse du galvano-cautère, un lobe moyen gros comme un marron d'Inde, presque pédiculé; à la place du lobe moyen enlevé, on vit alors une surface gris-jaunâtre de la grandeur d'une pièce de deux marks. Neuf mois plus tard, en mai 1887, le malade meurt d'urémie, et à l'autopsie on constate au pourtour postérieur de l'orifice interne de l'urètre, une tumeur bleu-rougeâtre, bosselée, grosse comme une noix, occupant la place de l'ancien lobe moyen réséqué. Il est fâcheux que cette prostate n'ait pas été examinée au microscope, on y aurait peut-être trouvé autre chose qu'une simple hypertrophie, mais ce n'est qu'une hypothèse, et on ne peut nier que ce dernier fait ait une grande importance; s'il se généralisait, il rendrait l'opération illusoire dans les cas où le lobe moyen serait la cause de la rétention d'urine.

D'ailleurs, la reproduction d'un lobe moyen n'a rien d'irrationnel; reportons-nous en effet à la constitution intime d'une prostate hypertrophiée : nous voyons qu'elle est formée par l'agglomération de nodules énucléables à la façon des fibromes utérins ; la saillie appelée lobe moyen peut être considérée comme un de ces nodules, en partie et spontanément énucléé, et pour continuer notre comparaison, il vient proéminer dans la cavité vésicale, se coiffant de la muqueuse de la vessie, de même que le polype fibreux, d'abord interstitiel, vient à un moment donné faire saillie dans la cavité utérine. Enlevez ce fibrome utérin sousmuqueux, un autre fibrome peut, quelque temps après, faire une nouvelle saillie, former un nouveau polype à la même place que le précédent ou à son voisinage. Le même phénomène ne peut-il pas se produire après l'extirpation du lobe moyen de la prostate ? On ne peut nier que cette théorie soit très rationnelle, mais nous ne voulons pas insister, faute de documents pour l'appuyer.

En somme, la reproduction de l'obstacle prostatique, hors de doute dans quelques cas où il s'agissait de barre, incertaine mais possible dans le cas de lobe moyen, peut sans conteste avoir été la cause d'un certain nombre d'insuccès.

Mais la récidive n'explique pas ces faits nombreux où l'échec a été immédiat, où la miction volontaire n'a même pas été recouvrée pendant quelques jours.

A quoi tient alors l'insuccès dans ces cas qui sont de beaucoup les plus nombreux, il faut bien l'avouer. Le lobe moyen, les hypertrophies concentriques, en croissant ou valvulaires au niveau du col, sur la description desquelles on s'est complaisamment étendu, ne seraient-ils donc pas la cause de la rétention d'urine des prostatiques, comme semblent l'admettre sans conteste la plupart des opérateurs.

Nous touchons là à une question des plus importantes, à

la pathogénie de la rétention d'urine dans l'hypertrophie de la prostate, question dont la solution s'impose avant d'établir nettement les indications ou les contre-indications de l'opération qui nous occupe.

Les chirurgiens dont on peut lire plus loin les observations, nous ont paru pour la plupart traiter cette pathogénie à la légère, faire bon marché de la contractilité vésicale, de l'obstacle que peut apporter à la sortie de l'urine toute la traversée prostatique, et ne tenir compte que des obstacles siégeant au niveau du col. On peut en juger par la citation suivante : « Il y a, dit Mac Gill, différentes formes d'hypertrophie prostatique, dont quelques-unes seulement déterminent des symptômes caractéristiques du côté des organes urinaires. Ce sont ces formes qui proéminent plus ou moins dans la cavité de la vessie, soit que la prostate hypertrophiée entoure l'orifice interne de l'urètre comme un anneau, soit que le lobe moyen fasse saillie, partie dans la portion prostatique de l'urètre, partie dans le col de la vessie, ou bien, s'il est pédiculé, qu'il soit projeté contre l'orifice urétral par le jet d'urine et empêche comme un clapet le libre passage de l'urine. »

Et la saillie convexe que les lobes latéraux hypertrophiés forment dans l'urètre ? Il n'en est pas question !

Et la contractilité vésicale si souvent altérée, pour ne pas dire toujours, chez les prostatiques ? Aucune mention non plus.

C'est l'étude de ces différents facteurs de la rétention que nous allons faire dans les pages suivantes, nous appuyant sur des recherches anatomiques et sur les données de la clinique.

Nous rechercherons d'abord le rapport entre les différentes formes de l'hypertrophie et la rétention d'urine; nous passerons ensuite à l'étude de la contractilité vésicale chez les prostatiques.

S'il était démontré que la rétention d'urine se rencontre
seulement dans les formes de l'hypertrophie prostatique où
il y a tumeur ou valvule obturant l'orifice interne de l'urètre,
et qu'au contraire en sont exempts les cas où l'hypertrophie
porte sur les lobes latéraux, sans déterminer de saillie notable,
au niveau du col, le problème ne serait-il pas à peu près
résolu et ne serait-il pas indiqué d'extirper la tumeur ou la
barre prostatique pour remédier à la rétention ?

Or il n'en est pas ainsi, le problème est loin d'être aussi
simple. S'il existe des faits bien connus où un lobe moyen
pédiculé, une valvule faisant clapet a dû s'opposer manifestement à l'émission volontaire de l'urine, on en rencontre
d'autres qui ont moins attiré l'attention, il est vrai, où il
n'existe ni tumeur prostatique ni barre assez élevée pour
obturer l'orifice urétral, où l'obstruction prostatique a été
en un mot plus urétrale que vésicale, et dans laquelle cependant on a noté de la rétention d'urine pendant la vie. Ces
faits, si peu nombreux qu'ils soient, ont une importance considérable, car dans les cas d'hypertrophie totale, en somme
les plus nombreux, ils permettent de ne pas attribuer à un
lobe moyen plus ou moins saillant, à une barre plus ou
moins élevée, un rôle plus important qu'il ne convient, de ne
pas imputer aux seules résistances du col vésical les difficultés
de la miction, mais de les répartir plus justement dans toute
la traversée de l'urètre prostatique.

Nous avons étudié à ce point de vue les pièces de prostatiques réunies au musée Civiale par les élèves de M. le professeur Guyon, et voici les rapports que nous avons trouvés entre la forme de l'hypertrophie et la rétention d'urine.

A. Hypertrophie portant presque exclusivement sur les lobes latéraux, sans tumeur ni barre saillante au niveau du col (6 cas).

Hypertrophie des lobes latéraux, surtout du lobe droit qui a le volume d'une grosse prune et *fait dans l'urètre une saillie convexe.*
N° 41 (Muron).

Le malade est entré dans le service pour des phénomènes de rétention et est mort quelques jours après son arrivée.

Hypertrophie des deux lobes, surtout du droit qui est surmonté d'une saillie grosse comme une amande, *faisant saillie dans l'urètre* entre le col et le verumontanum et qu'il eût été difficile d'apercevoir par la cystotomie sus-pubienne.
N° 13 (Molinier).

Le malade mort 15 jours environ après son arrivée porte le diagnostic :
Rétention d'urine;
Hypertrophie de la prostate.

Hypertrophie des lobes latéraux qui font saillie du côté du rectum.
N° 14.

Diagnostic : Rétention d'urine. Hypertrophie de la prostate.

Hypertrophie des lobes latéraux, surtout du gauche qui a le volume d'une grosse prune et fait saillie dans toute l'étendue de l'urètre prostatique.
N° 4 (Molinier).

Rétention.

Les deux lobes latéraux, du volume d'une grosse noix, font du côté de l'urètre une saillie convexe, ils sont réunis au niveau du col par une barre insignifiante de 1 cent. de hauteur environ.
N° 131.

Grande difficulté pour uriner, depuis 1 mois. Rétention complète depuis 3 jours.

Hypertrophie surtout du lobe latéral droit.
N° 16 (Molinier).

Sans renseignements cliniques, mais la grande capacité de la vessie, la minceur de ses parois indiquent clairement qu'il y a eu distension vésicale et par conséquent rétention.

B. Hypertrophie portant sur les trois lobes sans tumeur ou valvule obturant très manifestement le col (10 cas).

Lobes latéraux énormes; le lobe moyen a le volume d'une cerise, il est un peu mobile, de chaque côté on voit une rigole.
N° 33 (Reverdin).

Depuis 18 mois rétention incomplète avec incontinence.

Hypertrophie des trois lobes, surtout des deux lobes latéraux.
N° 112 (Second).

Plusieurs accès de rétention.

Hypertrophie totale : le lobe médian proémine dans la vessie sous forme d'une épiglotte un peu mobile mais parfaitement incapable, depar ses dimensions, d'obturer l'orifice du col, qui est énormément dilaté; au contraire le lobe gauche présente une bosselure intra-urétrale grosse comme un grain de raisin, qui devait être un obstacle sérieux à l'émission de l'urine.
N° 54 (Curtis).

Depuis plus de 2 ans le malade n'urine plus sans sonde.

Hypertrophie latérale, pont réunissant deux lobes.
N° 63 (E. Martin).

Le malade depuis fort longtemps souffrait de rétention incomplète, depuis quelques jours elle était devenue complète.

Hypertrophie des deux lobes latéraux avec barre prostatique renflée en son milieu sous forme de luette.
N° 142 (Hallé).

Rétention incomplète.
Distension vésicale.

Hypertrophie totale. Barre saillante, renflée en son milieu réunissant les extrémités postérieures des deux lobes latéraux. Ceux-ci très développés font une saillie convexe dans l'intérieur du canal. Il existe à gauche du lobe médian une gouttière profonde, excavée par le passage de la sonde.
N° 66 (Zambianchi).

Rétention avec incontinence.

Deux lobes latéraux énormes, gros comme une prune, très rapprochés l'un de l'autre, réunis en arrière par un pont aminci qui fait une saillie très notable dans la vessie.
N° 68 (Zambianchi).

Difficulté extrême d'uriner.
Rétention avec incontinence.

Les lobes latéraux sont très hypertrophiés. Le lobe moyen, gros comme une noisette, fait saillie dans la vessie et présente de chaque côté une gouttière.

A la base on voit deux fausses routes.

N° 121.

Hypertrophie totale de la prostate ; lobes latéraux gros comme une noix ; lobe moyen gros comme un grain de raisin, surmontant une crête transversale.

N° 13 (Campenon).

Hypertrophie totale très considérable. Lobe moyen gros comme une noix, non pédiculé, surmonte la partie postérieure de l'orifice urétral sans l'obturer.

(Vignard).

Pas de renseignements cliniques mais les deux fausses routes indiquent qu'il y a eu rétention.

D'ailleurs la vessie est très grande.

Jamais de rétention complète mais incomplète sans doute car la vessie est grande et à colonnes.

Rétention complète depuis 12 ans.

C. Hypertrophie avec obturation manifeste au niveau du col, mais avec hypertrophie totale (9 cas).

Lobe moyen volumineux et incliné vers l'orifice urétral, mais aussi hypertrophie du lobe gauche qui fait dans l'urètre une saillie convexe ; à la gauche du lobe moyen qui est légèrement pédiculé est une gouttière.

N° 152 (Boursier).

Hypertrophie des trois lobes. Lobe moyen forme valvule et empêche toute issue du liquide de la vessie.

N° 124.

Hypertrophie totale considérable, le lobe moyen ressemble à un croupion de poulet et forme soupape.

N° 70 (Zambianchi).

Le lobe moyen forme une saillie de 4 cent. en forme de croupion de poulet de chaque côté existent deux rigoles

Incontinence depuis 6 mois.

Rétention au moment de l'entrée à l'hôpital.

Rétention complète datant de 36 heures à son entrée.

Le malade urinait par regorgement.

Depuis plusieurs mois la miction était extrêmement difficile ; depuis qq. jours il urinait par regorgement.

profondes; les lobes latéraux sont également très hypertrophiés.

N° 103 (E. Monod).

Le lobe moyen gros comme une châtaigne fait une saillie très prononcée dans la vessie. Il existe de chaque côté deux gouttières. Les lobes latéraux moins volumineux que le moyen bombent vers l'intérieur du canal.

N° 47.

Aucun renseignement clinique, mais vessie agrandie, hypertrophiée, à colonnes.

Hypertrophie totale de degré moyen, le lobe médian, du volume du pouce, était piriforme; il a dû jouer un rôle dans l'obstacle à l'émission de l'urine.

N° (Molinier).

Depuis 3 mois, le malade était obligé de se sonder.

Hypertrophie totale: le lobe moyen en forme de champignon pédiculé, bosselé, fait saillie dans la vessie, de chaque côté une rigole profonde.

N° 71 (Zambianchi).

Rétention complète quelques jours avant son entrée.

Le lobe moyen formant soupape a la forme d'un polype épais de 1 cent. 1/2, haut de 2 cent.

Il y a d'ailleurs hypertrophie totale atteignant le volume d'une mandarine.

N° 113 (Segond).

Rétention incomplète.
Incontinence nocturne.

Hypertrophie totale considérable. Lobe moyen gros comme un grain de raisin, mobile, pouvait obturer presque hermétiquement l'orifice urétral.

(Vignard.)

Rétention incomplète depuis fort longtemps, à en juger par la dilatation énorme de la vessie et des uretères, bassinets.
Rétention complète quelques jours avant la mort.

D. Hypertrophie partielle limitée au col (3 cas).

Hypertrophie limitée au lobe moyen, volumineux, pédiculé.

N° 18 (Molinier).

Incontinence par regorgement.

Les lobes latéraux peu hypertrophiés ne forment aucune saillie urétrale. Il existe une saillie du lobe moyen en forme de luette, de la grosseur d'un grain de raisin.

N° 96.

Rétention incomplète avec incontinence.

Hypertrophie limitée au lobe gauche, faisant saillie dans la vessie, au niveau du col.

N° 82 (Campenon).

Rétention complète au moment de l'entrée à l'hôpital.

Il nous paraît bon de faire remarquer, à la suite de cette énumération :

Que les pièces présentant une hypertrophie du lobe moyen ont naturellement toutes été collectées dans ce musée en raison de l'intérêt qu'on a toujours porté à ce lobe, tandis qu'il est fort possible que les hypertrophies simplement bornées aux lobes latéraux, n'aient pas paru dignes de passer à la postérité.

Néanmoins : de ces données anatomo-pathologiques et cliniques, telles qu'elles s'offrent à nous, nous pouvons fermement conclure :

Dans l'hypertrophie de la prostate, l'obstacle à la miction existe pour le plus grand nombre des cas au même degré sur toute la longueur de l'urètre prostatique, 16 cas sur 28.

Dans un certain nombre de cas, l'obstacle siège principalement à l'orifice de l'urètre, mais est étendu en même temps à toute sa portion prostatique, 9 cas sur 28.

Dans des cas tout à fait exceptionnels enfin, la traversée de l'urètre prostatique est libre, l'obstacle est limité à la région du col, 3 cas sur 28.

Ainsi donc, si l'on ne tenait compte, dans la pathogénie de la rétention d'urine chez les prostatiques, que de ce seul facteur, *la forme de l'hypertrophie*, une opération qui n'agit que sur le col ou à son voisinage, n'aurait aucun effet sur la rétention dans le plus grand nombre de cas, n'aurait qu'un effet douteux dans un certain nombre, et ne serait assurée du succès que dans des cas tout à fait exceptionnels.

Mais d'ailleurs la forme de l'hypertrophie n'est qu'un facteur dans la pathogénie de la rétention. La contractilité vésicale joue un rôle qui ne le cède en rien à celui de l'obstacle prostatique, on ne saurait l'oublier sans s'exposer à des mécomptes répétés.

A. — Contractilité vésicale

Personne n'ignore que la contractilité vésicale est affaiblie chez la plupart des prostatiques, et nulle chez un certain nombre d'entre eux.

C'est à M. le professeur Guyon et à son élève M. Launois que revient l'honneur d'avoir étudié la cause intime de cette impuissance vésicale, qu'ils rapportent bien plus à une artério-sclérose générale et préexistante, qu'aux conséquences d'une lutte prolongée et impuissante contre l'obstacle prostatique. Cette opinion n'est pas une simple vue de l'esprit; elle est basée sur des recherches histologiques que l'on trouvera tout au long exposées dans la thèse de notre ancien collègue Launois, et que M. Guyon résume, ainsi qu'il suit, dans ses cliniques :

« La sclérose est généralisée à la prostate, à la vessie, aux reins.

« L'épaississement de la paroi vésicale tient en partie à l'augmentation en certains points des fibres musculaires, mais plus encore à l'épaississement de la couche conjonctive sous-muqueuse ou intermusculaire. Aussi, la contractilité de cette paroi n'est-elle aucunement en rapport avec son épaisseur.

. . . .

« Si quelques-unes des fibres musculaires ont réagi comme elles ont coutume de le faire lorsqu'elles sont soumises à une suractivité fonctionnelle, on voit que la plupart d'entre elles ont, au contraire, été vaincues, étouffées par la sclérose. Aussi, les forces de l'organe se trouvent-elles disséminées et n'aboutissent-elles, en définitive, qu'à de médiocres effets. »

Cette opinion s'appuie encore sur une étude clinique attentive des prostatiques, chez lesquels M. le professeur Guyon a toujours trouvé l'athérome.

Nous apportons aussi quelques documents à l'appui de cette thèse.

Pendant trois mois, nous avons pris le tracé sphygmographique de tous les prostatiques qui se sont présentés à nous.

Chez tous, nous avons recherché l'état de la contractilité vésicale.

On trouvera ces documents résumés dans le tableau suivant.

Nous y avons ajouté le résultat de trois autopsies au point de vue de l'athérome.

B. — Athérome

N° 1. — Duru, 70 ans.

Artères radiales un peu dures, mais non flexueuses, fémorales assez dures.

Grosse prostate. Contractilité vésicale faible, rétention incomplète, 80 gr. de résidu après la miction.

N° 2. — G..., 70 ans.

Artères peu dures, non flexueuses.

Prostate assez volumineuse. Contractilité vésicale, bien qu'affaiblie, est encore appréciable.

Rétention complète depuis quatre mois.

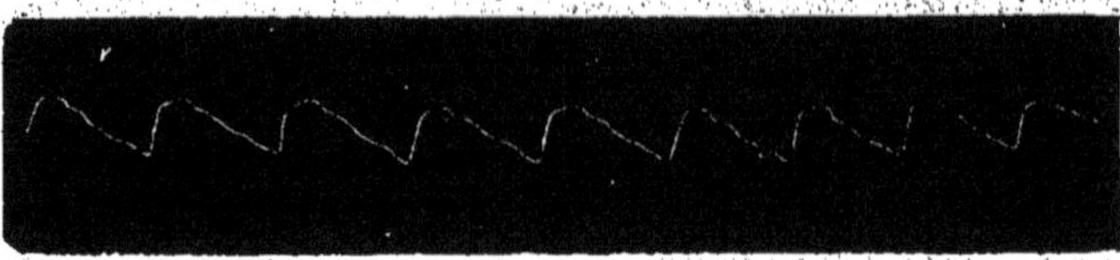

No 3. — G..., 80 ans.

Artères radiales un peu indurées et flexueuses.

Cercle péricornéen très prononcé. Prostate moyennement hypertrophiée, surtout à droite.

Contractilité vésicale presque nulle. N'urine spontanément que quelques gouttes.

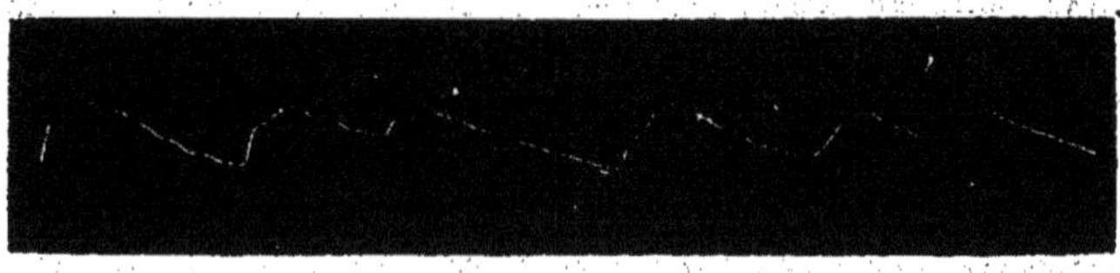

No 4. — T..., 74 ans.

Artères un peu dures, non flexueuses.

Croissant péricornéen supérieur. Prostate volumineuse, uniformément hypertrophiée.

Contractilité vésicale peu énergique. Rétention incomplète depuis plus d'un an.

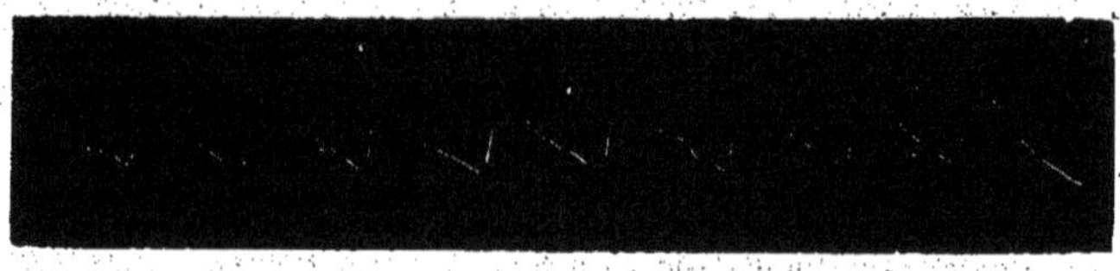

No 5. — A..., 75 ans.

Athérome très prononcé des radiales et fémorales.

Hypertrophie moyenne de la prostate. Contractilité vésicale très faible. Rétention incomplète. Complète par accès.

N° 6. F..., 80 ans.

Athérome prononcé des radiales, fémorales, temporales. Hypertrophie moyenne de la prostate.

Contractilité vésicale nulle.

Rétention incomplète.

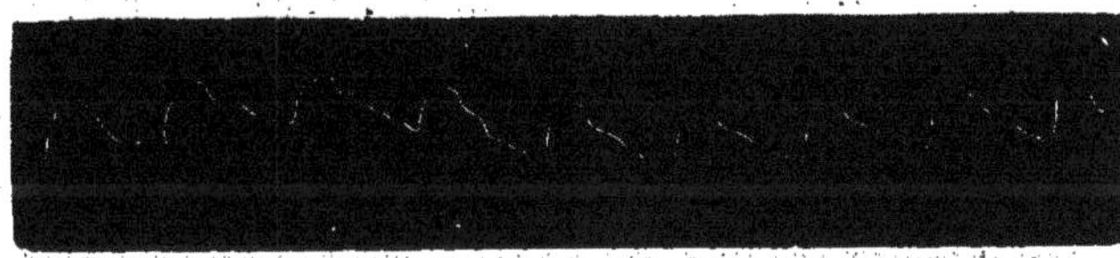

N° 7. — J..., 64 ans.

Athérome prononcé des radiales. Dureté et flexuosité des temporales. Fémorales dures. Cercle sénile de la cornée très marqué. — Prostate assez volumineuse. — Contractilité vésicale très affaiblie. — Rétention complète depuis deux ans.

N° 8. — B..., 79 ans.

Artères peu indurées, peu flexueuses.

Prostate assez grosse, surtout à droite. — Contractilité vésicale existe encore, mais faible.

Rétention incomplète depuis quatre ans.

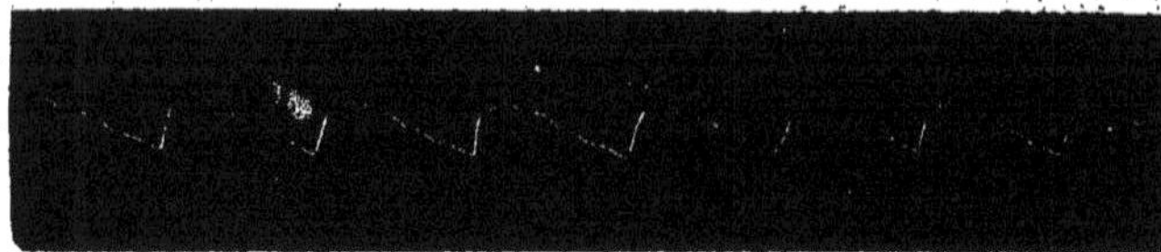

No 9. — R. Paul..., 66 ans.

Artères radiales un peu dures, non flexueuses. — Artères fémorales non athéromateuses.

Prostate volumineuse. Rétention presque complète.

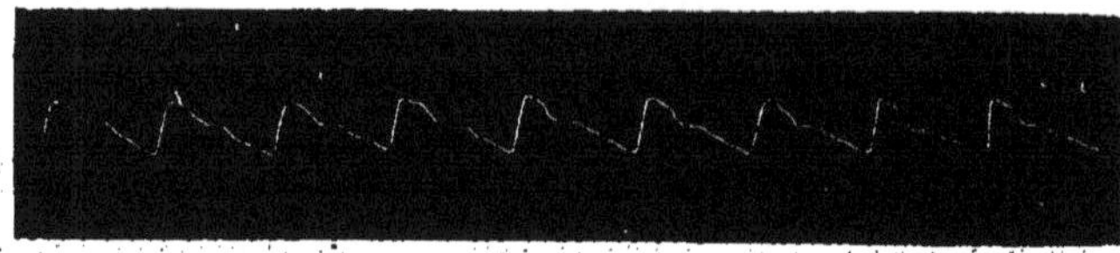

No 10. — T..., 64 ans.

Athérome prononcé des radiales, temporales, fémorales.
Grosse prostate. Contractilité vésicale presque nulle.
Rétention presque complète depuis six mois.

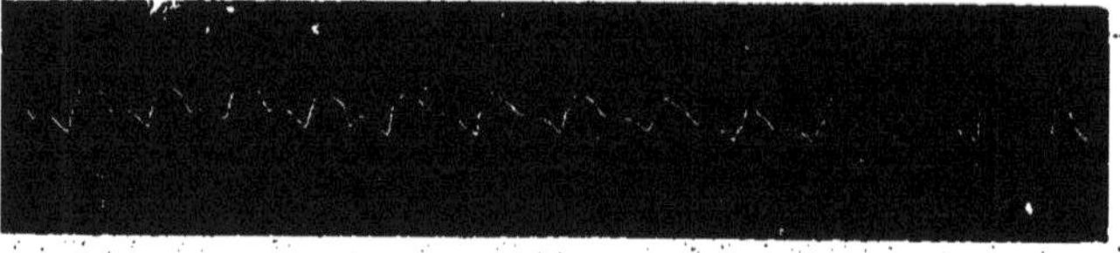

No 11. — F..., 57 ans.

Radiales un peu dures, mais non flexueuses.
Hypertrophie moyenne de la prostate.
Rétention complète aiguë.

No 12. — M..., 66 ans.

Radiales peu athéromateuses. Temporales flexueuses mais non indurées. Fémorales un peu dures. Hypertrophie considérable de la prostate. Contractilité vésicale affaiblie.

Rétention d'urine complète depuis six mois.

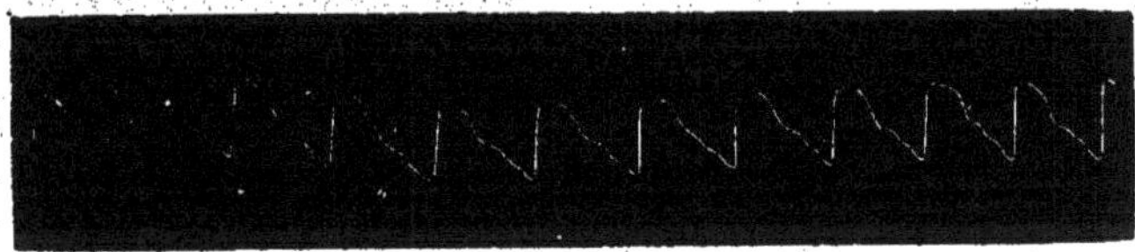

N° 13. — B..., 58 ans.

Artères peu indurées, non flexueuses.

Pas de cercle péricornéen.

Prostate volumineuse. Contractilité vésicale nulle. Rétention complète depuis le 9 juillet.

No 14. — A..., 70 ans.

Artères un peu indurées, non flexueuses. La cornée ne présente pas de cercle sénile.

Hypertrophie moyenne de la prostate. Contractilité vésicale persiste en partie. Rétention d'urine incomplète, succédant à un accès de rétention complète.

Nº 15. — H..., 74 ans.

Artères radiales flexueuses et dures. Artères fémorales dures.

Hypertrophie moyenne de la prostate. Contractilité vésicale faible.

Rétention complète par accès.

Nº 16. — L..., 68 ans.

Artères radiales dures, flexueuses. Artères temporales également dures et flexueuses. Artères fémorales de même. Cercle péricornéen très manifeste. Hypertrophie moyenne de la prostate.

Contractilité vésicale nulle. Rétention incomplète.

Nº 17. — B..., 70 ans.

Athérome peu manifeste au niveau des radiales, fémorales, temporales.

Cercle péricornéen assez prononcé.

Prostate volumineuse. Rétention incomplète.

Nº 18. — G..., 60 ans.

Artères radiales dures, flexueuses. Fémorales dures.

Hypertrophie peu marquée. Contractilité vésicale nulle. Rétention avec incontinence.

N° 19. — M..., 68 ans.

Artères radiales un peu dures et flexueuses. Fémorales un peu dures.

Hypertrophie prostatique volumineuse. Contractilité vésicale nulle.

Accès de rétention complète très fréquents depuis quatre ans.

N° 20. — P..., 66 ans.

Grosse prostate compliquée de calculs vésicaux ; Contractilité vésicale existe.

Rétention incomplète.

N° 21. — R..., 60 ans.

Artères radiales et fémorales assez dures. Étourdissements, vertiges.

Hypertrophie prostatique volumineuse. Contractilité vésicale assez bonne.

Rétention presque complète depuis deux mois.

Nº 22. — P...,

Artères un peu dures mais peu flexueuses.

Hypertrophie très prononcée de la protaste. Contractilité vésicale existe encore à un certain degré. Rétention complète.

Nº 23. — W..., 72 ans, *mort*.

Prostate très volumineuse, *énorme*, avec lobe moyen saillant. Vessie peu distendue; à paroi épaissie; lésions de cystite intense.

Athérome : quelques plaques au niveau des valvules aortiques, à la surface interne de la crosse de l'aorte, mais en somme on ne peut pas dire athérome très prononcé.

Nous avons omis d'examiner l'aorte abdominale, les illaques et les fémorales; car à ce moment nous ne recherchions pas avec minutie les rapports entre l'athérome et l'hypertrophie.

Cet homme avait de la rétention complète depuis douze ans.

Nº 24. — C..., 69 ans, *mort.*

Prostate grosse comme une pomme d'api, avec un lobe moyen du volume d'une cerise, saillant dans la vessie et capable, en s'appliquant sur l'orifice urétral, de l'obturer complètement.

Vessie extrêmement distendue, à colonnes et à grandes cellules.

Uretères, bassinets, calices très distendus, surtout à droite où il existe une véritable hydronéphrose. Là le *rein* est réduit par places à une épaisseur de quelques millimètres.

Athérome très marqué :

Aorte : plaques athéromateuses fort nombreuses, surtout au niveau de la portion horizontale de la crosse.

Plaques multiples également sur l'aorte abdominale. L'éperon formé par la bifurcation en iliaques primitives est indemne, mais les artères iliaques et fémorales sont franchement athéromateuses.

Les artères de la base du crâne sont peu atteintes par la dégénérescence, cependant il existe de chaque côté, au niveau de la bifurcation de la carotide interne en sylvienne et cérébrale antérieure, une plaque jaune de 2 à 3 millimètres.

Une autre plaque athéromateuse existe à la naissance des deux cérébrales postérieures.

Nº 25. — D'autre part :

Ancien rétréci, mort d'infection à la suite de l'urétrotomie interne, pratiquée *in extremis.*

Prostate de volume ordinaire, non hypertrophiée.

Athérome nul.

Que conclure de là ?

Si on ne pouvait nous reprocher de vouloir généraliser

trop vite, nous serions tenté d'affirmer que tous les prostatiques sont plus ou moins athéromateux, l'étude de leurs tracés sphygmographiques le montre.

En outre chez un petit nombre de malades soumis à notre
observation, la contractilité vésicale était en partie conservée
(5 sur 19), chez la plupart très affaiblie (9 cas), chez le reste
absolument nulle (5 cas).

On pourrait objecter qu'au début de l'affection la contractilité vésicale n'est pas atteinte et qu'à ce moment, une prostatotomie levant l'obstacle, la vessie pourrait recouvrer complètement ses fonctions.

Outre que cette objection se trouve en désaccord avec les
recherches de MM. Guyon et Launois sur la sclérose vési-
sicale primitive ou contemporaine de l'hypertrophie, et qu'il
est peu probable que cette sclérose retrocédera après l'ablation d'un lobe moyen ou d'une barre prostatique, on peut encore faire la réponse suivante :

Est-ce que beaucoup de prostatiques viennent consulter
au début de leur affection? Est-ce que le plus grand nombre
ne viennent pas demander les secours du chirurgien alors
seulement qu'ils ont depuis longtemps de la rétention incomplète et par conséquent une vessie depuis longtemps plus ou
moins inerte? et alors même qu'ils viendraient consulter à
l'apparition des symptômes de l'hypertrophie, accepteraient-
ils à cette époque une intervention sanglante et trouveraient-
ils beaucoup de chirurgiens pour la leur proposer?

IV. — DES DIFFICULTÉS DU CATHÉTÉRISME CHEZ LES PROSTATIQUES

Il est encore un point sur lequel nous devons porter nos recherches avant d'établir en toute connaissance de cause les indications opératoires de la prostatotomie, nous voulons parler des difficultés du cathétérisme chez les prostatiques. Ces difficultés ont été avec raison mises en avant par les chirurgiens qui ont écrit sur le sujet qui nous occupe, mais il nous a paru que leur fréquence avait été exagérée.

M. Harrison définit ainsi la classe des prostatiques pour lesquels il conseille l'opération : « Cette classe renferme les cas où on éprouve une difficulté très grande pour introduire le cathéter, ceux où l'hémorragie est presque constante après son introduction. »

. . . .

D'après M. Mac Gill, « il y a *un assez grand nombre* de malades qui, soit maladresse native, soit pusillanimité, n'apprennent pas à se sonder, ou par suite de la difficulté du cathétérisme ont constamment besoin de l'assistance du médecin. »

Dans ces cas, il considère comme indiquée une intervention radicale par un nouveau procédé opératoire qu'il nomme prostatectomie supra-pubienne.

Enfin à maintes reprises nous trouvons notées dans les observations ces difficultés du cathétérisme.

Or, voici ce que nous avons observé pendant l'année que nous venons de passer dans le service de M. le professeur Guyon :

Et tout d'abord, parlons des difficultés du cathétérisme pour le chirurgien :

Une seule fois, dans le cours de cette année, un malade à prostate volumineuse n'a pu être sondé et on a dû lui faire une ponction évacuatrice sus-pubienne. Et encore s'agissait-il non d'une hypertrophie mais d'un carcinome de la prostate.

Une autre fois, et le fait s'est passé tout dernièrement, un prostatique âgé de cinquante-huit ans, possédant un lobe moyen qui faisait une saillie considérable, n'a pu être sondé qu'après des tentatives répétées. A plus forte raison ne pouvait-il se sonder lui-même.

Ce malade a eu pendant trois jours un cathéter à demeure, les jours suivants on lui a passé de gros béniqués, il a quitté l'hôpital le neuvième jour se sondant lui-même aisément avec une sonde béquille nº 16.

Pour notre part, on nous a amené deux malades pris de rétention d'origine prostatique, qu'on n'avait pu sonder en ville. On avait essayé d'introduire des cathéters métalliques qui avaient fait fausse route et déterminé une hémorragie considérable. Au premier nous avons introduit une sonde molle, au second une sonde en gomme à béquille, et cela sans la moindre difficulté. A chacun nous avons laissé la sonde à demeure, en raison de l'hémorragie ; quinze jours après, ces malades se sondaient eux-mêmes.

Peut-on appeler vraiment cela un cathétérisme difficile ?

Et si l'on songe au nombre de prostatiques qui viennent se faire soigner à Necker, dans le cours d'une année, et à ces quelques faits isolés de malades non pas impossibles mais un peu difficiles à sonder, l'on ne pourra s'empêcher de conclure avec nous que l'introduction d'une sonde, dans l'hypertrophie de la prostate, est presque toujours possible et facile pour le chirurgien. Et nous entendons parler non pas d'un chirurgen éminent comme M. le professeur Guyon auquel on pourrait objecter son habileté, mais d'un élève quelque peu instruit, pourvu qu'il se conforme aux principes si simples énoncés par notre maître dans ses cliniques et que nous allons rappeler en quelques mots.

Tout cathétérisme évacuateur doit être précédé d'une exploration du canal avec l'explorateur à boule olivaire qui renseignera sur l'existence et le siège de l'obstacle.

S'agit-il d'un obstacle prostatique, on essaiera tout d'abord de le franchir avec la sonde molle, ou la sonde à béquille.

En cas d'échec, vous avez à votre disposition les instruments à grande courbure, ou encore les instruments bicoudés.

« Les sondes bicoudées de Mercier passeront souvent avec facilité là où vous aurez échoué avec la sonde coudée simple ou avec d'autres instruments. » Mais M. Guyon reproche à cet sonde la trop grande souplesse de sa tige qui la rend difficile à diriger, et conseille l'instrument et le procédé suivant, dont nous l'avons vu se servir journellement et que nous-même avons employé mainte et mainte fois avec le plus grand succès.

On prend une sonde coudée ordinaire et on y introduit un mandrin, également coudé, de forme exactement semblable à celle de la sonde ; mais on ne l'enfonce pas jusqu'à l'extrémité de celle-ci, on l'arrête à quelques centimètres de la première coudure, transformant ainsi la sonde coudée en sonde bicoudée. Le mandrin est d'ailleurs pourvu d'un ajutage mobile qui peut faire corps avec lui au moyen d'une vis et qui l'empêche de s'avancer plus avant dans la sonde.

Or, on peut exécuter avec ce mandrin la même manœuvre que bien des chirurgiens ont pratiquée avec le mandrin courbe. Si on retire le mandrin en arrière en même temps qu'on pousse la sonde un peu en avant, on voit l'extrémité de cette sonde se porter en haut; et il est aisé de comprendre comment elle peut alors se dégager d'un obstacle contre lequel elle venait buter.

Cette manœuvre que nous avons apprise de notre maître est ingénieuse, simple et réussit toujours.

Ainsi donc un premier point nous paraît acquis : les difficultés du cathétérisme existent rarement pour le chirurgien.

En est-il de même pour le malade?

Ces malades pusillanimes ou maladroits dont parle Mac Gill sont-ils en *assez grand nombre?*

Pour notre part, nous ne l'avons pas constaté.

A ce cas que nous avons mentionné tout à l'heure, et où le malade, après l'emploi combiné de la sonde à demeure et des gros béniqués put se sonder aisément au bout de huit jours, nous ne pouvons en ajouter qu'un autre, celui du nommé Pl. qui a été l'objet de la prostatectomie sus-pubienne faite par M. Guyon. Deux cas en l'espace d'un an, ce n'est guère. Le cathétérisme est donc, dans la grande majorité des cas, possible pour le malade.

Néanmoins si rares qu'ils soient, ces cas existent et il importe d'étudier attentivement les conditions anatomiques dans lesquelles ils se produisent, afin d'y remédier plus aisément.

Pour cela, nous avons passé en revue la collection d'hypertrophies de là prostate, tant au musée Dupuytren qu'au musée Civiale, notant soigneusement l'existence et le siège des fausses routes, ou les difficultés du cathétérisme indiquées au cours des observations.

Voici en quelques mots le résultat de nos recherches : ainsi qu'il est facile de le prévoir, les difficultés du cathétérisme tiennent le plus souvent à la présence d'un lobe moyen ou d'une valvule. C'est là que l'on trouve la plupart des fausses routes, mais la sonde peut également être arrêtée par la saillie que fait dans l'urètre prostatique un des lobes latéraux, ainsi qu'en donnent la preuve quatre pièces du musée Dupuytren, où, dès le lobe latéral droit, est le siège des fausses routes (nos 445, 451, 452, 456).

V. — Résumé et limitation des indications opératoires

Il nous semble que nous possédons maintenant les éléments suffisants non seulement pour poser, mais aussi pour limiter les indications opératoires.

Et tout d'abord, l'incision ou l'excision d'une portion de prostate qui fait saillie au niveau du col vésical ne peut avoir que deux objectifs :

1° Supprimer l'obstacle qui s'oppose à la miction volontaire;

2° Supprimer l'obstacle au cathétérisme.

Pour ce qui est du premier point, l'opération ne sera logiquement indiquée que si les deux conditions suivantes sont remplies :

A. — Le cathétérisme explorateur, combiné au toucher rectal, devra faire reconnaître, en même temps que l'existence d'une tumeur ou d'une barre très saillante, obstruant l'orifice interne de l'urètre, l'hypertrophie modérée du reste de la glande prostatique.

B. — Une sonde étant introduite dans l'urètre au moment où survient le besoin d'uriner et son bout extérieur étant relevé au niveau du sommet de la vessie pour éliminer l'action de la pesanteur, on verra si l'urine est émise par un jet suffisamment fort jusqu'à l'évacuation presque complète du réservoir vésical.

Ces deux conditions se présenteront exceptionnellement; qu'il nous soit permis en effet de rappeler ce que nous avons établi en étudiant les causes de rétention d'urine chez les prostatiques :

Dans l'hypertrophie de la prostate, l'obstacle à la miction

existe, pour le plus grand nombre des cas, sur toute la longueur de l'urètre prostatique (16 cas sur 28).

Dans un certain nombre de cas, l'obstacle siège principalement à l'orifice interne de l'urètre, mais aussi sur toute l'étendue de la portion prostatique (9 cas sur 28).

Dans des cas tout à fait exceptionnels, la traversée de l'urètre prostatique est libre, l'obstacle est limité à la région du col (3 cas sur 28).

En outre, la contractilité vésicale est un élément capital dans la pathogénie de la rétention ; or, lorsque les prostatiques se présentent à l'observation des médecins, rarement leur contractilité vésicale est en partie conservée (5 cas sur 19), le plus souvent elle est très affaiblie, et quelquefois il y a inertie complète de la vessie.

En résumé, l'opération aura des chances sérieuses de succès, si la vessie est encore nettement contractile et si, les lobes latéraux étant peu hypertrophiés, il existe un lobe moyen très saillant, ou une valvule faisant clapet au niveau de l'orifice du col. Ces cas sont tout à fait exceptionnels.

L'opération aura encore des chances de succès, mais des chances douteuses, si avec une vessie suffisamment contractile, un lobe moyen obturateur, les lobes latéraux sont le siège d'une hypertrophie moyenne.

L'une des deux conditions suivantes rendra l'opération inutile :

Hypertrophie considérable des lobes latéraux ;

Inertie ancienne de la vessie.

Le second objectif de la prostatotomie est, nous l'avons dit, de supprimer l'obstacle au cathétérisme quand celui-ci est difficile ou impossible pour le chirurgien ou pour le malade.

L'indication opératoire est ici très nette et très justifiée, elle se défend d'elle-même.

Nous répéterons seulement qu'elle nous a paru très restreinte : le chirurgien, armé d'une simple sonde à béquille et d'un mandrin coudé, trouvera bien peu de prostates qui lui résistent ; d'autre part presque tous les malades se sondent sans difficulté, et si cette difficulté existe, elle n'est que passagère et disparaît au bout de quelques jours par l'emploi de la sonde à demeure et le passage de gros béniqués.

Nous avons vu également que l'obstacle au cathétérisme était dû dans la grande majorité des cas à la saillie d'un lobe moyen ou d'une valvule, disposition qui est tout à fait du ressort de la prostatectomie ; dans le petit nombre de cas où la saillie dans l'urètre d'un lobe latéral arrêterait le cathéter, l'obstacle ne serait sans doute pas aussi facile à lever.

Tels sont pour nous les cas exceptionnels où une opération nous paraît justement indiquée.

Reste maintenant à choisir le procédé opératoire.

Nous aurons pour nous guider l'étude attentive des observations, l'analyse et les résultats de l'opération que M. le professeur Guyon a faite sous nos yeux, et enfin quelques recherches que nous avons faites sur le cadavre tant à Bicêtre qu'à Necker.

VI. — Choix du procédé opératoire

Trois voies s'offrent au chirurgien pour détruire l'obstacle prostatique : urétrale, périnéale et sus-pubienne.

Nous rejetons la méthode urétrale, qu'il s'agisse des instruments de Mercier, de Gouley ou bien du galvano-cautère prostatique de Bottini ; et les raisons qui nous font rejeter ce procédé sont les suivantes :

1o C'est une méthode dans laquelle on agit forcément à l'aveugle, sans avoir pour se guider le toucher, comme dans la prostatectomie sus-pubienne ; plus que les autres elle a besoin d'un diagnostic anatomique d'une précision rigoureuse, ce qui n'est pas toujours facile ;

2o Nous ne comprenons guère une guérison durable après une telle opération, car la valvule se reformera nécessairement et au bout d'un temps assez court, malgré l'emploi d'une sonde à demeure. Nous croyons l'avoir suffisamment démontré dans le chapitre où nous avons traité de la récidive et de son mécanisme ;

3o D'ailleurs les résultats obtenus par Mercier ont été assez médiocres pour n'encourager personne en France à l'imiter.

Restent donc en présence la voie périnéale et la voie sus-pubienne :

Ces deux méthodes sont bénignes, la seconde cependant moins que la première.

Par la taille hypogastrique, on se rend mieux compte de la nature de l'obstruction et des moyens les plus sûrs d'y remédier.

Mais ce sont, dans l'espèce, des considérations secondaires ; ce n'est pas d'après elles que doit se guider le chirurgien : ce qui impose le choix du procédé opératoire, c'est la forme de l'hypertrophie prostatique. Jusqu'ici les auteurs n'ont pas mis ce point en relief, et pourtant, qu'on relise le chapitre où nous discutons les causes de la récidive, et l'on verra que seul le procédé périnéal convient aux barres prostatiques. Il est le seul, en effet, qui permette l'interposition d'un drain volumineux entre les deux lèvres de la valvule sectionnée ou excisée et qui, par là même, empêche la reproduction de l'obstacle. Dans le procédé sus-pubien, le maintien d'un gros drain au niveau du col est impossible, et une sonde ordinaire à demeure insuffisante : la barre prostatique se reformerait fatalement, nous en avons donné des preuves. (Voir page 62.)

Nous conseillons donc la prostatotomie périnéale dans les cas où l'obstacle sera une barre prostatique, et comme Harrison, comme Meinhart Schmidt, nous insistons *sur le maintien prolongé d'un gros drain au niveau du col.*

Mais dès qu'il s'agit d'une tumeur prostatique faisant saillie du côté de la vessie, le procédé sus-pubien est le procédé de choix.

Sur dix cadavres auxquels nous avons pratiqué la taille hypogastrique, nous avons été frappé de la facilité avec laquelle on aborde la région du col vésical, *à condition qu'on laisse pendant tout le cours de l'opération le rectum distendu et la prostate soulevée par le ballon de Petersen.* Dans ces conditions, 9 fois sur 10 l'orifice interne de l'urètre s'est trouvé à une distance de la plaie extérieure variant entre 3 centim. 1/2 et 5 centim. 1/2, et 8 fois sur une verticale rasant le bord supérieur de la symphyse ou un peu en arrière ;

c'est-à-dire que son exploration ou une opération pratiquée à son voisinage n'aurait offert aucune difficulté bien sérieuse.

Au contraire, dès que nous enlevions le ballon de Petersen, la région du col descendait à une profondeur beaucoup plus grande, en même temps qu'elle disparaissait en avant sous la symphyse.

Une seule fois elle ne s'est abaissée que de 3 centim. 1/2 à 5 centim. 1/2; dans tous les autres cas sa distance de la plaie cutanée a varié entre 8 et 10 centimètres, ce qui eût rendu l'exploration et l'opération très incommodes.

Nous tenions à signaler ce petit point dans le manuel opératoire de la prostatectomie sus-pubienne, car nous ne trouvons dans les observations étrangères qu'une phrase de B. Schmidt qui y fasse allusion : « Lorsque, dit-il, l'eau fut retirée du ballon rectal, on vit la prostate et la paroi vésicale descendre dans la profondeur. »

Une seule fois chez un sujet gras, malgré la distension du ballon de Petersen par 380 grammes de liquide, le col de la vessie resta à une profondeur de 8 centimètres, et caché sous la symphyse, de 1 centim. 1/2 à 2 centim. en avant d'une verticale rasant son bord supérieur. Dans ce cas seulement nous avons pratiqué, selon le procédé d'Helferich, la résection de la moitié supérieure du pubis sur une hauteur de 3 centim.; cette résection nous a en effet donné beaucoup de jour. Mais comme dans tous les autres cas elle n'était nullement nécessaire, nous croyons que pour ce qui est de la prostatectomie sus-pubienne, cette résection constituerait une complication inutile et dangereuse d'une opération déjà sérieuse pour un vieillard.

Quant au mode d'ablation de la partie saillante de la prostate, nous avons peu de chose à ajouter à ce que nous avons dit lors de la description des différents procédés opératoires.

L'anse du galvano-cautère nous paraît excellente pour les tumeurs pédiculées. Quant aux tumeurs sessiles, l'énucléation nous semble un procédé d'avenir, et l'on nous permettra d'y insister quelque peu.

Nous avons vu qu'un bon nombre de chirurgiens l'avaient employée (Mac Gill — Buckston Browne — Atkinson — Mayo Robson) et avaient été frappés de sa facilité d'exécution (voir page 39).

« Sur une coupe fraîche d'une prostate hypertrophiée, dit M. Guyon dans ses cliniques, on remarque une série de petites masses arrondies ou ovalaires, en nombre plus ou moins considérable et se déformant par pression réciproque. Elles font *saillie sur la surface de section et sont facilement énucléables*. On les retrouve dans toutes les parties de la prostate qui deviennent le siège de l'hypertrophie. »

Voilà donc un fait bien établi : on peut énucléer en général assez facilement les lobules d'une prostate hypertrophiée. Mais peut-on énucléer la prostate tout entière. Nous avons fait quelques recherches cadavériques à ce sujet et voici ce qu'il nous a été donné d'observer.

Sur dix prostates hypertrophiées ou non, six fois après l'ouverture de la vessie et l'incision de sa paroi au niveau de la glande, nous avons pu faire une *énucléation assez facile et totale* de celle-ci ; à la place on voyait un entonnoir limité de tous côtés par une paroi fibro-musculaire se continuant par sa base avec le réservoir vésical, par son sommet avec l'urètre membraneux ; quatre fois l'énucléation s'est montrée très difficile, presque impossible.

A ces faits nous ajouterons le cas présenté récemment à la

société anatomique par notre collègue et ami II. Delagenière.

Il s'agit d'une énorme hypertrophie de la prostate, faisant saillie dans la vessie.

Une incision pratiquée à travers la paroi vésicale sur cette tumeur permet d'arriver sur elle et de s'assurer avec le doigt qu'elle est énucléable absolument comme un corps fibreux utérin.

N'est-il pas légitime dans ces conditions, ajoute notre collègue, de chercher à appliquer à ces sortes de corps fibreux prostatiques la méthode du morcellement employée pour les corps fibreux utérins?

Quant à nous, nous serons moins hardi que notre excellent collègue et ami. De ce qu'une opération est anatomiquement possible, il n'en résulte pas qu'elle soit indiquée. Est-on sûr que les parois de la capsule prostatique offriraient une barrière suffisante à l'infiltration? Est-on sûr que la miction se ferait dans des conditions normales après ce grand délabrement? Et les malades vieux et épuisés auxquels on a le plus souvent affaire pourraient-ils la supporter? Autant de questions auxquelles, pour le moment, il nous est impossible de répondre. Nous tenions seulement à appeler l'attention sur ce fait anatomique, qui pourra peut-être être utilisé dans l'avenir, à savoir : l'énucléation possible de la totalité de la glande prostatique par la vessie.

CONCLUSIONS

I. Le véritable promoteur de la prostatotomie et de la prostatectomie est un Français, Mercier. Cette opération abandonnée en France, a été reprise depuis quelques années par un bon nombre de chirurgiens étrangers qui, rejetant pour la plupart la voie urétrale, ont créé la prostatotomie périnéale et la prostatectomie sus-pubienne.

Les deux promoteurs de la première sont Gouley (de New-York), et Harrison (de Liverpool).

La seconde a été préconisée surtout par Dittel, Mac Gill, Benno Schmidt (de Leipzig).

II. Ces opérations ne peuvent avoir que deux objectifs : 1º rétablir la miction volontaire amoindrie ou abolie chez les prostatiques ; 2º supprimer les difficultés du cathétérisme chez ces malades.

III. Pour ce qui est du rétablissement de la miction volontaire, malgré les nombreuses observations publiées, on ne rencontre qu'un très petit nombre de faits où il soit nettement établi qu'une rétention complète depuis plusieurs mois ait disparu d'une façon durable par le fait de l'opération.

Dans le plus grand nombre des cas publiés, le résultat définitif n'est pas indiqué, ou bien il y a eu échec.

IV. Ces nombreux insuccès tiennent pour la plupart à ce que les chirurgiens n'ont pas tenu un compte assez rigoureux des causes de la rétention d'urine chez les prostatiques.

On ne peut espérer faire disparaître cette rétention d'urine par une incision ou une excision du tissu prostatique au voisinage du col, que si les deux conditions suivantes coexistent :

1° Il existe un obstacle prostatique très net au niveau de l'orifice interne de l'urètre, tandis que le reste de la prostate est peu hypertrophié ;

2° La contractilité vésicale a persisté.

Or, il est rare de rencontrer ces deux conditions réunies.

V. La seconde indication opératoire est l'impossibilité, d'ailleurs très exceptionnelle, de pratiquer le cathétérisme soit pour le chirurgien, soit pour le malade.

VI. En somme, les indications de la prostatotomie et de la prostatectomie existent, mais elles sont très restreintes.

VII. Le procédé opératoire à employer est : pour les simples barres prostatiques, le procédé d'Harrison, c'est-à-dire la prostatotomie périnéale avec maintien prolongé d'un gros drain à travers l'urètre postérieur et le col vésical (*seul il permet d'éviter la récidive de la barre*) ; pour toutes les autres formes d'hypertrophie, la prostatectomie sus-pubienne.

Dans ce dernier procédé, l'énucléation partielle, si elle est possible, permettra d'extirper une plus ou moins grande partie de la prostate ; l'énucléation totale est anatomiquement possible, mais nous manquons encore de données suffisantes pour conseiller de la pratiquer sur le vivant.

OBSERVATIONS

I. — Prostatectomie sus-publenne

OBSERVATION I. — DITTEL. — *Société médicale de Vienne. — Séance du 20 février 1885. — (Wiener medizinische Blätter, n°9.)*

Le Dr L. âgé de 65 ans, médecin praticien dans une ville de province, souffre depuis deux ans de difficultés de la miction. Il y a un an, survint une rétention d'urine complète, le malade se sonde lui-même et depuis lors il persiste une parésie du réservoir vésical. A cela vint s'ajouter un catarrhe vésical intense avec urine fortement alcaline; il dut, dans les derniers temps, se sonder toutes les trois heures ; le cathétérisme était très douloureux, maintes fois le cathéter ne pénètre dans la vessie qu'après des essais répétés. Cet état conduisit le malade à se faire admettre dans le service de Dittel.

Dittel constata par l'examen rectal une hypertrophie notable de la prostate dont on ne pouvait atteindre le bord postérieur, et par-dessus tout, probablement l'existence d'un lobe moyen avec un fibrome dans le lobe latéral droit.

Le catarrhe vésical fut d'abord traité par des lavages de la vessie avec une solution d'acide borique à 3 %, à la suite desquels l'urine devint claire; l'odeur forte, presque putride, disparut, ainsi que le dépôt sale jaune-grisâtre. Cependant, la nécessité du cathétérisme souvent répété dans un court espace de temps, s'accompagnant de douleurs avant et après l'entrée dans la vessie, persistait sans modification.

En de telles circonstances, le malade accepte très volontiers la proposition que lui fit Dittel de pratiquer la ponction haute de la vessie, procédé seulement palliatif, mais le meilleur pour préserver les organes urinaires placés au-dessus, de la distension et la vessie, de contractions sans résultats.

La ponction sus-pubienne fut donc faite le 30 novembre, à la façon habituelle, avec l'instrument de Ducamp.

Généralement Dittel laisse en place la canule d'argent, six à huit jours, de façon que le canal de ponction reste suffisamment large et que le cathéter de Nélaton puisse y être introduit et fixé sans difficulté.

Dans ce cas, le malade ressentit, dès le troisième jour, des douleurs dans la vessie ; celle-ci se contractait fréquemment et expulsait une urine sanglante le long de la canule. Celle-ci fut remplacée par un cathéter de Nélaton. Cinq jours après, une péricystite suppurée se développa autour du canal de ponction ; le 20 décembre, cependant, cette suppuration avait cessé. L'urine n'en coule pas moins le long du cathéter de Nélaton, et très importuné de cela, le patient désirait que le cathéter fût enlevé de l'ouverture sus-pubienne et de nouveau introduit dans l'urètre. Bref, non satisfait du traitement, il quitta l'hôpital mais pour y revenir cinq jours après, le 27 décembre. D'après Dittel, les symptômes présentés par ce malade plaidaient d'une façon tout à fait caractéristique pour l'existence d'un lobe moyen, saillant, dans l'excavation vésicale. Il montre à l'appui, des dessins très fidèles des pièces en question et soutient qu'il ne connait pas de remède contre cet état de choses au moyen d'un cathéter de forme quelconque introduit dans la vessie.

En de telles circonstances, il ne restait qu'une chose à faire, c'était de songer à enlever l'obstacle.

Dittel discute la question de l'extirpation totale de la prostate, qui jusque-là n'a été pratiquée d'une façon certaine qu'une seule fois par Leisrink, il rejette cette opération à cause des difficultés, de sa gravité; d'ailleurs dans le cas présent il s'agit surtout d'un lobe moyen qui par sa disposition déjoue le but de la ponction sus-pubienne.

L'auteur se détermine donc à décapiter le lobe moyen et il exécute l'opération le 13 février :

Incision des différentes couches à partir de l'orifice de ponction, en évitant soigneusement le péritoine. Bref, Dittel peut introduire commodément le doigt dans la vessie et se convaincre immédiatement qu'il s'agit bien en effet d'un lobe moyen volumineux pediculé, faisant saillie dans la cavité vésicale. Il plaça autour de la base de ce lobe la chaîne d'un écraseur, attira encore davantage la prostate dans l'anse avec une pince de Muzeux et en quelques secondes opéra la section. Le lobe enlevé mesurait 4 cent. de large et 3 cent. dans son diamètre longitudinal, sa circonférence 10 centimètres. Il montrait en son milieu un sillon manifeste qui continuait en quelque sorte l'urètre.

Dans cette rigole pénétrait chaque fois le cathéter de Nélaton qui déterminait cette insupportable irritation dans l'urètre; ou bien le cathéter pénétrait derrière le lobe moyen dans le bas-fond de la vessie, et dès que l'urine contenue dans ce bas-fond était évacuée, le lobe moyen, pressant en arrière sur le cathéter, le coudait et interrompait en ce point son canal.

Il ne fut fait ni suture de la paroi, ni suture de la vessie. La plaie fut bourrée de gaze iodoformée. Drainage de la vessie avec un tube coudé plongeant d'une part dans le réservoir vésical, d'autre part dans un urinoir. La partie coudée de ce tube préconisé par Dittel est en gomme dure, de façon à éviter l'effacement de son calibre.

Le patient mourut dans la nuit du 19 au 20 février.

A l'autopsie ou trouva de l'urétérite, de la pyélite, de la néphrite chronique. La substance rénale était atrophiée et par-dessus tout il existait dans le rein gauche un groupe de petits abcès confluents.

Obs. II et III. — Benno Schmidt. — *Arbeiten aus der chirurgischen Universitäts-poliklinik zu Leipzig* (1886).

Cas I. — F. K..., 67 ans, de Zwickau. — Hypertrophie de la prostate. — Calcul vésical. — Cystite putride. — Taille hypogastrique. — Extraction des calculs. — Amputation par la galvano-caustic du lobe moyen prostatique pédiculé.

Antécédents : Octobre 1879. — A la suite d'un refroidissement survenu en pêchant dans un étang, dysurie très pénible.

14 novembre. — Hémorragie vésicale; un examen du malade fait à cette époque permet de constater une cystite aiguë.

Au milieu de mars 1880. — Néphrite gauche à laquelle s'ajoute, en avril, une pleurésie. Les envies d'uriner deviennent de plus en plus fréquentes, jusqu'à se produire tous les quarts d'heure.

Juin 1880. — Cure à Wildungen : la cystite et la fréquence des mictions disparaissent.

Depuis, chaque année, nouvelle cure à Wildungen ; dans l'intervalle (hiver et printemps) les difficultés de la miction augmentaient; maintes fois on l'examina sans trouver de *calcul*.

1883. — On lui prescrit de se sonder deux fois par semaine et de se faire des lavages de la vessie.

Octobre de la même année 1883. — Orchite, et puis, croit-il, néphrite double. Il fut forcé, à partir de ce moment, de se sonder chaque jour ; il ne vidait volontairement sa vessie qu'à moitié.

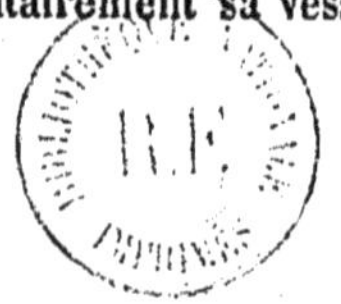

1884. — Il n'en vidait plus que la dixième partie, il dut par conséquent se sonder plusieurs fois par jour.

A partir *du commencement de* 1885, aucune goutte d'urine ne *sortit plus sans cathéter*. Saignement abondant. Cystite croissante, douleurs de plus en plus pénibles. Perte de forces.

En août 1886, j'examinai K... pour la première fois ; la prostate sentie par le rectum avait le volume d'une petite orange. Avec le cathéter métallique, dont l'introduction était assez difficile, on trouvait des calculs. La nécessité s'imposait d'une cystotomie, grâce à laquelle on espérait enlever le lobe moyen faisant saillie.

26 août 1886. — Lavage de la vessie. Tamponnement du rectum d'après la métode de Braun, avec 350 centim. c. d'eau ; même quantité introduite dans la vessie.

Le doigt, introduit dans la vessie, sentit en arrière de la prostate de nombreux calculs dont l'extraction se fit aisément ; on écarte alors les bords de la plaie abdominale et vésicale avec des écarteurs à quatre branches et alors on voit faire saillie dans la plaie le lobe moyen, gros comme un marron d'Inde, presque pédiculé, et pouvant être circonscrit du regard comme du doigt.

Une anse de fil de platine se laisse aisément placer autour de sa base et l'extirpation est faite à l'aide de la galvano-caustic. Pas la moindre hémorragie.

A la place du lobe enlevé, on vit alors une surface gris-jaunâtre de la grandeur d'une pièce de 2 marks, et tout contre l'orifice interne de l'urètre, dont le cathéter avait été retiré et maintenant pouvait franchir l'entrée sans le moindre obstacle.

Saupoudrage avec Iodol.

Lorsque maintenant l'eau fut retirée du tampon rectal, on vit *la prostate et la paroi vésicale descendre dans la profondeur*.

De suture vésicale, de drainage et de cathéter à demeure il ne fut pas question, de suture principalement à cause de l'altération profonde de la paroi vésicale.

Suites opératoires : extraordinairement favorables. La fièvre légère existant avant l'opération disparut. L'urine s'écoula à travers la plaie recouverte d'une compresse phéniquée, au début continuellement, plus tard à des intervalles d'une demi-heure, d'abord avec des douleurs cuisantes, plus tard sans aucune sensation douloureuse. L'état général s'améliora de jour en jour, la nutrition augmenta, le sommeil était incomparablement plus tranquille qu'auparavant.

Peu à peu les intervalles de la sortie de l'urine par la plaie augmentèrent jusqu'à atteindre 1 heure et demie. Le 17e jour, après que déjà depuis quelques jours se montraient des envies d'uriner, le patient évacua quelques cuillerées à bouche d'urine par l'urètre. Cette quantité augmenta le jour suivant, tandis que le reste s'écoulait par la plaie fortement rétrécie.

Le surlendemain l'évacuation urétrale s'arrêta ; soupçonnant une obstruction par une escarre détachée, j'introduisis un cathéter au moyen duquel je fis un lavage boriqué salicylé. Le liquide qui sortit par la plaie était mélangé d'une cuillerée à bouche de pus épais que je m'expliquai par l'existence d'un abcès dans le voisinage de la plaie prostatique.

Cet écoulement de pus ne se renouvela plus, grâce à des lavages répétés les jours suivants. Mais l'issue spontanée d'urine par l'urètre *ne reparut plus à partir de ce jour.*

La semaine après la plaie était guérie. L'urine dut être évacuée par le cathéter introduit chaque jour quatre fois dans la vessie.

A la sortie de K. la cystite était réduite à presque rien. Les douleurs spontanées avaient disparu ; le malade s'était extraordinairement relevé son aspect était très amélioré. Il dormait la nuit sans trouble. Mais l'espoir que, après l'ablation du lobe moyen, l'urine serait spontanément évacuée, ne s'était point réalisé.

En mai 1887. — Le malade fut pris de violentes douleurs dans la région lombaire droite, et mourut le 29 mai, au milieu de symptômes urémiques.

Autopsie. — La vessie, ouverte par en haut, fut retroussée de façon à mettre en évidence sa surface interne inférieure, et alors on vit la prostate proéminer dans la cavité vésicale par son pôle supérieur, sous forme d'une grosse tumeur sphérique.

En son milieu on reconnaissait l'orifice interne urétral, sous l'aspect d'une fente un peu arquée et à son pourtour postérieur une tumeur bleu-rougeâtre, bosselée, grosse comme une noix, qui était partagée en deux tumeurs de grosseur différente, par le prolongement de cet orifice urétral en forme de fente.

Écartait-on ces deux moitiés l'une de l'autre, on apercevait alors une cicatrice radiée, d'un brillant nacré, surface guérie du lobe moyen réséqué.

Cas II. — T. S.... âgé de 72 ans. Hypertrophie de la prostate.

Rétention d'urine. Cystite. Résection d'un lobe de la prostate au moyen
de la galvano-cautère. Guérison mais persistance de la rétention.

Depuis plus de deux ans il existait une impuissance complète de
pisser volontairement.

 A cela s'ajoutait une cystite intense et un ténesme vésical très douloureux. Le patient avait un aspect misérable. La prostate était considérablement hypertrophiée. Le cathétérisme au moyen d'un cathéter
métallique ne réussissait qu'à condition de lui donner une forte courbure. On ne pouvait pas percevoir de pierre.

Le 1er février 1887, la taille haute fut exécutée de la même façon
que pour le premier malade. Elle dénota la présence d'un grand nombre de calculs variant de la grosseur d'un pois à celle d'une fève. L'é-
cartement des lèvres de la plaie vésicale permit de voir le pôle supérieur de la prostate faisant saillie en haut. Un certain nombre de tumeurs bombées existaient à l'entour de l'orifice interne de l'urètre, la
plus grosse non en arrière et ne correspondant pas à la place du lobe
moyen, mais à la partie droite de i'orifice urétral. Elle avait le volume
d'une noix, sa base était aussi grosse que le reste de la tumeur, en
d'autres termes elle n'était point pédiculée. Elle répondait à peu près
à la figure 11 du livre de Socin sur les maladies de la prostate, avec
cette différence toutefois que dans cette figure la plus grosse tumeur
est du côté gauche.

La résection de ce lobe fut faite avec l'anse du galvano-cautère. Après
quoi on vit l'orifice de l'urètre librement ouvert.

Les suites opératoires furent les mêmes que pour K. Chez ce malade
il ne survint point au bout du temps ordinaire, c'est-à-dire entre le dix-
huitième et le vingt-huitième jour après l'opération, une émission d'u-
rine par l'urètre. Lorsque la plaie eut diminué d'étendue et rendu
l'écoulement d'urine plus rare, on dut de nouveau recommencer le cathétérisme régulier.

La cicatrisation complète de la plaie se fit attendre plus longtemps
que de coutume ; à plusieurs reprises, dans le mois suivant, il se forma
à l'angle inférieur de la cicatrice un petit abcès, après l'ouverture duquel il sortait de l'urine en petite quantité, la valeur d'une cuillère à
thé, ou quelques gouttes seulement, pour disparaître de nouveau après
quelques jours ou même le lendemain ; au bout de six mois la guérison
définitive survint. Le malade fut congédié sans avoir recouvré la miction volontaire, malgré la résection du lobe prostatique faisant obstacle
au niveau de l'orifice urétral. Néanmoins la cystite avec ses douleurs

spontanées s'était très améliorée ; de même la nutrition générale s'était très heureusement modifiée.

Dernièrement la cicatrice est devenue le siège d'une sorte d'éventration qui a nécessité l'application d'un bandage.

Obs. IV, V et VI. — Mac Gill. — *British med. Journ.*
19 novembre 1887

M. Mac Gill relate à la Société clinique de Londres, 11 novembre 1887, trois cas où cette opération a été pratiquée avec succès.

L'opération consiste à ouvrir la vessie au-dessus du pubis, à la manière usuelle, et à faire l'ablation avec des ciseaux et une pince, de la portion de prostate hypertrophiée qui empêche l'issue de l'urine.

Cas I. — Il s'agit d'un malade qui souffrait de symptômes urinaires depuis sept ans, et depuis six mois était incapable d'uriner sans cathéter. Six calculs pesant ensemble 174 grains et une portion de prostate aussi grosse qu'une noix, furent enlevés par une incision supra-pubienne. Le malade se rétablit promptement et n'eut plus besoin de se servir de sonde.

Dans le Cas II, les symptômes de l'hypertrophie prostatique remontaient à deux ans ; depuis quinze jours, ils étaient passés à l'état aigu, l'urine était fétide et la miction fréquente. Le malade fut traité pendant trois semaines par les méthodes ordinaires, sans résultat.

Ablation du lobe moyen de la prostate gros comme une fève, avec un bon résultat immédiat.

Le 37e jour, le patient quittait l'hôpital, avec sa plaie guérie et urinant sans difficulté.

Cas III. — Symptômes prostatiques depuis six ans, aigus et d'intensité plus ou moins grande depuis trois ans. Au moment de son admission à l'hôpital, il était à toute extrémité, vomissant tout ce qu'il prenait, avec une diarrhée constante, une urine putride qui laissait déposer le tiers de son volume de pus. Ouverture de la vessie, extirpation de la portion saillante de la prostate.

Le rétablissement fut prompt et satisfaisant et le malade fut capable d'uriner sans difficulté.

Deux bénéfices, conclut Mac Gill, découlent pour le malade de cette opération :

1° Les symptômes aigus sont soulagés par le drainage de la vessie ;

2° La cause de ces symptômes disparaît par l'excision d'une partie de la prostate hypertrophiée.

Jusqu'ici l'opération n'a été pratiquée que dans des cas aigus et urgents, mais il n'est pas improbable que dans l'avenir, on puisse y recourir avant l'apparition de tout symptôme aigu.

OBS. VII. — BELFIELD. — *Journal of the American Medical Association.* Chicago, 12 march 1887.

Myome prostatique. — Lobe moyen hypertrophié, enlevé par la prostatectomie supra-pubienne.

Le patient, un vieillard de 73 ans, avait depuis quelques années éprouvé des difficultés en urinant, et depuis à peu près un an il était en réalité l'esclave de la sonde.

Par le toucher rectal, on constate une hypertrophie symétrique de la prostate, par le cathétérisme, de la dilatation et du catarrhe vésical, et un obstacle à l'entrée des instruments rigides au niveau du col de la vessie.

L'exploration de la vessie par l'incision sus-pubienne permit de constater un lobe moyen, du volume d'une noisette, périforme et aplati, se détachant du col vésical par un pédicule long et étroit.

Le pédicule fut tordu avec une pince et la tumeur enlevée.

Les suites opératoires ne furent interrompues par aucun incident, la fistule fut entièrement oblitérée le dix-septième jour.

Le patient a depuis uriné librement sans cathéter et peut maintenant vider sa vessie presque complètement. La cystite a disparu.

Dans le *Medical Record*, 1888, Belfield dit, en parlant de ce même malade, qu'il a librement uriné depuis, en d'autres termes, la guérison se maintient depuis plus d'un an.

OBS. VIII et IX. — EDWARD ATKINSON. — Soc. méd. chir. de Leeds et du district de l'Ouest (*The Lancet*, 16 juin 1888, p. 1195.)

Cas I. — Le premier cas fut celui d'un fermier, âgé de 66 ans, qui fut admis à l'infirmerie de Leeds, le 12 octobre 1887.

Depuis cinq ans, il souffrait d'accès répétés de rétention, nécessitant le cathétérisme : l'urine à chaque fois renfermait beaucoup de sang.

Deux jours avant son admission, il avait été pris de la même façon et envoyé à l'infirmerie, en raison de grandes difficultés dans l'introduction du cathéter.

A son entrée, la vessie distendue s'élevait à mi-chemin de l'ombilic, il y avait des traces évidentes d'une abondante urétrorrhagie ; la prostate fut trouvée considérablement hypertrophiée, surtout dans son lobe droit, et la sonde évacua une quantité considérable d'une urine colorée en chocolat foncé, avec de nombreux et volumineux caillots.

Pendant huit jours, le cathétérisme fut pratiqué toutes les quatre heures et la vessie régulièrement irriguée avec une solution boriquée faible ; mais il y eut peu d'amélioration, bien que l'urine fût claire par instants et restât constamment acide et non putride.

Le 20 octobre, M. Atkinson fit la taille hypogastrique à la manière usuelle, le ballon rectal contenant douze onces d'eau et la vessie dix onces de solution boriquée. Une grosse tumeur, environ du volume d'un *cricket-ball*, fut trouvée provenant apparemment du lobe droit de la prostate. Il y avait deux ouvertures dans la vessie : une au-dessous et en arrière de la tumeur, l'autre à travers son centre. La première était l'ouverture normale de l'urètre, la seconde une fausse route.

La membrane muqueuse étant incisée, une portion considérable de la masse fut enucléée en plusieurs portions qui se décortiquèrent sans peine. Il y eut une abondante hémorragie. La vessie fut lavée avec une solution boriquée, et un large tube à drainage y fut placé.

L'état du malade fut très critique pendant quelque temps ; il eut des vomissements, de la diarrhée, une faiblesse extrême et finalement de la bronchite. Mais enfin il prit le dessus et quitta l'infirmerie, le 14 janvier 1888, rendant toutes ses urines par l'urètre sans le secours d'un cathéter.

Cas II. — Dans le second cas, un homme, âgé de 71 ans, souffrait depuis deux ans des symptômes d'une hypertrophie de la prostate, lorsque, quatre jours avant son admission à l'infirmerie (9 décembre 1887), il fut pris d'une rétention d'urine complète. Pendant deux jours, le cathéter avait été passé régulièrement, et l'urine retirée était claire. Le troisième jour, il ne vit point de médecin. Le jour de son admission, un essai pour introduire la sonde avait manqué, et quand nous le vîmes dans la salle la vessie était distendue jusqu'à l'ombilic, il y avait hémorragie urétrale ; la prostate hypertrophiée remplissait l'espace compris entre les deux ischions, et on évacua par le cathétérisme cinquante onces d'une urine fortement teintée de sang.

La sonde fut régulièrement passée pendant quatre jours et la vessie irriguée avec une solution d'hamamelis et d'acide borique, mais sans aucun effet sur l'hémorragie. Un demi-drachme de térébenthine fut donc donné toutes les quatre heures, après quoi l'hémorragie s'arrêta presque entièrement.

Le 15 décembre M. Atkinson opéra comme dans le cas précédent. Deux larges masses, d'environ deux pouces suivant leur grand axe, furent trouvées faisant saillie à l'intérieur de la vessie, une de chaque côté de l'orifice urétral ; et se détachant du lobe gauche, était un nodule pédiculé du volume environ d'une bille qui paraissait obturer l'orifice urétral. Il fut enlevé avec des ciseaux et les deux masses principales énucléées avec le doigt. Il y eut une hémorragie légère.

Le drainage fut fait au moyen d'un long tube qui se rendait de la vessie à un vase placé auprès du lit. Au bout d'un mois, le malade allait très bien, la plaie était guérie, on lui permit de sortir. Mais la plaie s'étant rouverte légèrement, on ordonna au malade de reprendre le lit. Six jours après (20 janvier) survenait une pleurésie aiguë à laquelle il succomba le 30, l'état local étant tout à fait satisfaisant.

Obs. X et XI. — *Prostatectomie comme complément de la Lithotomie supra-pubienne.* — A. W. Mayo Robson. — Section de chirurgie au Congrès annuel de l'association médicale britannique, Glasgow, août 1888. *British med. Journ.*, 9 mars 1889.

Cas I. — B. H., âgé de 67 ans, souffrait depuis plusieurs années de mictions fréquentes pendant la nuit ; il y a quatre ans, il commença à ressentir des douleurs dans la région hypogastrique, douleurs qui étaient plus vives après l'exercice et à la fin de la miction, en même temps qu'elles se propageaient à l'extrémité du pénis. Il eut de temps à autre des hématuries, mais seulement après des mouvements un peu violents. La santé générale avait été sérieusement ébranlée. A son entrée, il paraissait beaucoup plus vieux que son âge et amaigri, abattu par la souffrance.

Les artères radiales étaient dures et donnaient la sensation de morceaux de racines d'ipécacuanha. Il urinait toutes les demi-heures pendant le jour et plus fréquemment s'il prenait de l'exercice ; pendant la nuit, il était obligé de se lever dix à douze fois. En le sondant, on sentait une pierre, qui à la mensuration mesurait environ deux pouces de long. Le jet d'urine était bon, mais lancé avec moins de force que normalement. L'urine était normale. Par le rectum on ne percevait pas d'hypertrophie de la prostate.

Diagnostic : calcul vésical avec prostate hypertrophiée (lobe moyen).

Le 15 décembre 1887, taille hypogastrique.

La vessie une fois incisée, le doigt est introduit dans l'ouverture, la dilate graduellement et sent la pierre dans une arrière-cavité profonde, derrière le niveau de l'orifice urétral. Celui-ci est masqué par un lobe moyen en forme de mamelon. La pierre une fois attirée au dehors, on vint facilement à bout d'enlever le lobe moyen à l'aide de ciseaux courbes sur le plat et du forceps vésical de S. Thompson. Il y eut relativement peu d'hémorragie.

Drainage de la vessie.

Le 21 : enlèvement du tube.

Le 24 : pour la première fois l'urine fut émise par le canal.

Le 28 : on permit au malade de s'asseoir dans son lit.

Le 31 : de se lever.

Le 31 janvier, l'urine passait en partie par l'urètre, en partie par la fistule ; le malade se sentait parfaitement bien et la sonde ne rencontrait aucun obstacle en pénétrant dans la vessie.

Le 15 juin, il revint à l'infirmerie à cause de la persistance d'une petite fistule urinaire supra-pubienne : cautérisation au fer rouge, cathéter de Jacques pendant quelques jours dans la vessie. Quand le patient s'en alla en juillet, toute l'urine passait par l'urètre ; les nuits étaient excellentes ; il était seulement astreint à vider sa vessie trois fois par jour. Il se sentait mieux, disait-il, qu'il n'avait été depuis des années.

Cas II. — J. B., âgé de 63 ans, fut admis à l'infirmerie avec les symptômes ordinaires de calcul vésical qui dataient de huit ans environ. Pendant tout ce temps, il avait eu de la fréquence des mictions et en dernier lieu il urinait toutes les vingt ou trente minutes.

Depuis quelques années, il était obligé de se lever plusieurs fois la nuit. Depuis longtemps enfin, il avait l'habitude de rendre, en urinant, de petits calculs, le dernier plus de six mois avant son admission. A son entrée, il souffrait de rétention d'urine : on évacue soixante-six onces d'une urine alcaline ; depuis ce moment jusqu'au jour de l'opération, un cathéter dut être passé trois fois par jour et à chaque fois on fit une injection boriquée.

Cystotomie sus-pubienne, le 6 juin.

On trouva dans une poche rétro-prostatique de nombreux calculs du volume d'un petit pois à un pouce et quart de longueur ; il ne fut pas difficile de les enlever.

La prostate était hypertrophiée sous forme d'anneau épais entourant l'orifice interne de l'urètre. Cet anneau était continu en bas et latéralement, fendu naturellement en haut, cette fente permettant le passage de l'index.

Section de l'anneau en bas ; énucléation de chaque côté, avec l'index aidé d'une pince, de deux masses de tissu adénoïde grosses chacune comme une noisette.

Hémorragie relativement peu considérable.

Lavage de la vessie, drainage, suture partielle.

Enlèvement du tube le troisième jour ; rapprochement des lèvres de la plaie avec un pansement bien fait.

On permit au malade de s'asseoir sur son lit le huitième jour. L'urine commença à passer à travers le canal pendant la deuxième semaine. Le 16 juillet, un peu d'urine passait encore par l'ouverture suprapubienne. Une sonde molle fut laissée à demeure pendant cinq jours, tandis que les bords de la plaie sus-pubienne étaient maintenus accolés par un pansement agglutinatif. Elle parut fermée au bout de ce temps et le patient fut capable d'uriner par son canal sans difficulté. Il fut renvoyé guéri, le 3 août, en très bonne santé, capable de garder son urine six ou huit heures par jour et n'ayant pas besoin de se lever une seule fois par nuit.

Observation XII. — M. Schmidt. (Cette observation se confond avec l'observation XXVII, que l'on trouvera plus loin.)

Observation XIII. — Watson. — *Mémoire sur le traitement opératoire de l'hypertrophie de la prostate, 1889.*

Il s'agissait d'un malade, âgé de 80 ans, qui, depuis un an était forcé d'user du cathétérisme. Les symptômes d'obstruction urinaire dataient de trois ans.

Peu avant son entrée à Boston City Hospital, dans le service du docteur Bradford, une fausse route avait été faite par le cathéter dans l'urètre prostatique, laquelle fausse route rendait le passage de l'instrument excessivement difficile.

Une cystite pénible et de fréquents appels à l'usage du cathéter rendaient la condition du patient fort misérable. Un traitement palliatif ne parvint pas à le soulager.

L'examen rectal permettait de constater une hypertrophie prostatique bilatérale très considérable, et une sonde à béquille fit découvrir un lobe médian également hypertrophié.

La vessie était grande.

Grâce à l'obligeance du docteur Bradford, j'eus l'occasion d'opérer dans ce cas et choisis la méthode supra-pubienne.

La vessie fut remplie et soulevée selon la méthode Petersen, et une cystotomie franchement exécutée mit à découvert l'hypertrophie prostatique; le lobe médian, en forme de croissant, surplombait les deux tiers de l'orifice vésical et proéminait fortement à l'intérieur de la vessie. Une portion de ce lobe, un peu de chaque côté de sa partie médiane, fut saisie entre les lames d'une pince coupante et extirpée. Aucune hémorragie de quelque conséquence ne suivit. Deux tubes à drainage de Périer furent introduits dans la vessie qui fut partiellement suturée, ainsi que l'angle supérieur de la plaie.

Pansement antiseptique.

Les tubes à drainage fonctionnèrent parfaitement; le patient restant tout à fait à sec.

Il n'était survenu jusqu'au quatrième jour aucun symptôme fâcheux, quand subitement le malade devint inconscient, la température monta à 106 F. et il mourut en douze heures; la quantité d'urine avait continué à être suffisante, mais d'un poids spécifique peu élevé et avec une légère trace d'albumine.

Autopsie partielle.

L'examen des organes génito-urinaires ne montra pas de suppuration ni à l'intérieur ni aux environs de la plaie. Pas de péritonite, pas de processus septique; il n'y avait aucun changement organique grave dans les reins.

Ce malade mourut, je pense, d'une fièvre urineuse irritative aiguë.

Obs. XIV. — Par Watson. *Boston med. and surg. Journal*, 7 mars 1889.

L. C. M., âgé de 69 ans, était il y a environ dix ans d'une santé excellente, quand apparurent les premiers symptômes d'une obstruction urinaire par hypertrophie de la prostate.

Peu de temps après, attaque de rétention, qui fut soulagée avec une sonde métallique dont on continua l'usage pendant quelques jours ; il aurait eu alors un abcès de la prostate qui se serait évacué spontanément par l'urètre.

Il y a cinq ans survint une seconde attaque de rétention, suivie de l'impossibilité d'émettre l'urine volontairement et de la nécessité d'user régulièrement du cathéter, lequel état a toujours persisté depuis.

Il y a trois ans il remarqua pour la première fois du sang dans son urine : l'hémorragie fut profuse, remplissant la vessie de caillots qui ne purent pas être évacués par le cathéter, et causant une grande distension de la vessie, ce premier accès d'hématurie n'eut pas en apparence de relation avec le cathétérisme.

Pendant les deux années qui suivirent, l'hémorragie se renouvela seulement deux ou trois fois par an et toujours sous la même forme. Mais pendant la dernière année, elle est devenue plus fréquente, et survient une fois tous les deux mois environ.

La quantité de sang est généralement grande au commencement de l'accès, puis diminue graduellement les jours suivants, jusqu'à laisser l'urine tout à fait claire à la fin de la semaine environ.

Les hémorragies sont indépendantes de l'exercice et il n'y a pas de douleur, si ce n'est lorsque la vessie est surdistendue par les caillots. Durant l'année passée, le patient croit avoir remarqué des débris de chair dans son urine. L'histoire est, comme vous voyez, absolument typique de tumeur vésicale, sauf la confirmation positive par le cystoscope ou l'examen microscopique des fragments. Le patient affirme avoir reçu cette confirmation à New-York, d'un médecin de haute autorité, qui aurait vu nettement une tumeur villeuse au cystoscope, tumeur dont l'examen microscopique de fragments aurait en outre fourni la preuve.

Quand je vis le malade au commencement de décembre, il était très anémié et encore affaibli des suites de sa dernière hémorragie qui avait eu lieu un mois auparavant. Durant trois jours, j'examinai l'urine sans pouvoir cependant trouver quelque signe évident de tumeur vésicale.

Deux choses toutefois étaient évidentes : les hémorragies étaient certainement d'origine vésicale et menaçaient le malade d'une mort prochaine. Là-dessus, je pris le parti d'opérer.

Deux routes s'offraient pour pénétrer dans la vessie : la voie périnéale et la voie sus-pubienne. En raison de la grande longueur de l'urètre prostatique et de la distensibilité de la vessie, je choisis la seconde et je fis la cystotomie hypogastrique à la manière habituelle selon la technique de Petersen.

La vessie avait des parois minces, sa surface interne entièrement lisse n'offrait aucune tumeur villeuse ou autre ; seulement, les portions latérales d'une prostate extrêmement hypertrophiée faisaient saillie à l'intérieur de la cavité, et le volume de chacun de ces lobes latéraux était à peu près celui d'un marron d'Inde.

Ils étaient réunis par une saillie médiane moins proéminente, qui avait été perforée environ à mi-chemin de sa base et quelque temps auparavant par un instrument. Le pourtour de cet orifice était le siège de granulations exubérantes et flasques; c'était là le seul endroit qui pût être la source intra-vésicale de l'hémorragie. Les saillies des lobes latéraux furent alors divisées en deux par un bistouri à pointe mousse et chaque portion enlevée à l'aide d'un serre-nœud appliqué à sa base. Quant à la portion médiane, avec sa surface granuleuse, elle fut extirpée avec des ciseaux et une curette.

La plaie vésicale et extérieure fut laissée ouverte et un large drain en caoutchouc double, plongeant au fond de la vessie, fut introduit par cette plaie.

L'hémorragie fut insignifiante pendant et après l'opération ; le quatrième jour, elle était disparue pour ne revenir que pour un jour, et, d'ailleurs modérément quand les escarres se détachèrent des plaies à la fin de la deuxième semaine.

Elle n'a pas reparu depuis lors, c'est-à-dire depuis trois mois.

Un simple tube à drainage fut substitué aux deux autres à la fin de la première semaine et tout drainage supprimé le douzième jour. La plaie était réunie le seizième ; et le dix-huitième, le malade commençait à se lever.

Après quelques incidents, d'origine cardiaque, dont la digitale eut raison, le malade revint à la santé et fut renvoyé chez lui six semaines après l'opération.

Il continue à se bien porter.

La miction volontaire, toutefois, n'a pas reparu.

Obs. XV à XX. — KUEMMELL (de Hambourg). — XVIIIᵉ Congrès des Chir. allem., avril 1889. — *Centralblatt f. Chir.*, 1889, nᵒ 29.

Cas I. — L'opération date de trois ans.

C'était un homme très corpulent, âgé de 73 ans, qui se sondait depuis plusieurs années, lorsque survint un accès de rétention aiguë dont il est soulagé par des cathérismes répétés.

Alors se déclara un catarrhe vésical fétide ; chaque introduction de la sonde était suivie d'une hématurie abondante. Le patient avait de la fièvre, une langue sèche, de la bronchite, un état général si mauvais que je crus d'abord à une tumeur de la vessie.

J'ouvris la vessie, trouvai un lobe prostatique concentrique, gros comme une poire. Après ablation des parties saillantes, avec le couteau du thermo-cautère probablement (l'auteur ne donne aucun détail), suture de la vessie; guérison par première intention. Comme dans les cas suivants, la plaie extérieure fut suturée seulement partiellement et bourrée de gaze iodoformée.

La plaie vésicale était guérie le dixième jour; le patient put se lever le seizième. Il n'était pas en état d'expulser volontairement son urine.

Par un traitement consécutif énergique (injection de strychnine, faradisation de la vessie, etc.), nous arrivâmes à obtenir une évacuation spontanée partielle de l'urine. Malheureusement le malade s'est soustrait à notre traitement, et maintenant il est toujours forcé d'employer la sonde, car la quantité d'urine qu'il expulse spontanément est minime.

A en juger d'après mes expériences ultérieures, dit l'auteur, nous aurions ramené le malade à la miction spontanée, car la puissance contractile de la vessie n'était pas encore complètement éteinte.

Bien que l'esclave du cathétérisme, il se sent maintenant parfaitement bien. En tout cas l'opération lui a sauvé la vie.

Cas II. — Il s'agit d'un homme de 73 ans, que j'avais eu en traitement il y a quatre, trois et deux ans; constamment il venait pour être débarrassé d'une rétention d'urine aiguë; après un cathétérisme répété, il pouvait de nouveau être congédié en état de pisser sans grandes difficultés.

Lorsqu'il revint l'année passée, on avait déjà essayé de le soulager de sa rétention; il saignait fortement de l'urètre, et nous réussîmes seulement dans la narcose à introduire le cathéter.

Pendant huit semaines, je me suis efforcé inutilement de guérir sa rétention; le malade ne pouvait se résoudre à l'opération. Néanmoins, en présence de l'insuccès de toute autre thérapeutique, il finit par accepter l'intervention.

Nous trouvâmes un lobe saillant dans la vessie, gros comme une poire; il fut enlevé avec le paquelin, la vessie suturée. Le cathéter resta à demeure un temps assez long pour rétablir l'activité fonctionnelle de la vessie.

Plus tard, une petite fistule persistant, le cathéter fut encore une fois laissé à demeure. Au bout de quelques semaines, la plaie extérieure étant définitivement guérie, la sonde à demeure fut enlevée : le patient était en état de pisser spontanément et de garder son urine plusieurs heures. Les envies d'uriner étaient peu fréquentes, et même la nuit, le patient n'en était tourmenté qu'une à deux fois. Dans la suite le cathéter ne fut plus employé qu'une fois par jour, pour laver la vessie.

Trois mois après l'opération, le malade mourut de pneumonie gauche.

Voici les pièces : vous voyez que la cicatrisation est complète et qu'il est impossible de constater une récidive de la tumeur.

Cas III. — Le malade était âgé de 68 ans, décrépit, depuis longtemps incapable de miction volontaire. Après l'insuccès des autres méthodes de traitement, l'état général du malade devenant très mauvais on fit l'opération; un lobe moyen, gros comme l'extrémité unguéale d'un pouce de forte taille, fut extirpé à l'aide du thermocautère.

La plaie vésicale était guérie en quatorze jours; après enlèvement du cathéter on constata une paralysie complète du sphincter; des douches vésicales, des injections de strychnine la firent disparaître après quelque temps.

Il était bien plus difficile de rétablir la contractilité du *detrusor*, cependant nous y parvînmes quelques semaines plus tard et le malade fut en état de pisser volontairement et de retenir son urine.

Cas IV. — Homme de 71 ans, obligé depuis un an de se sonder.

Beaucoup d'albumine dans l'urine. Nécessité d'uriner la nuit dix à douze fois. L'opération est acceptée avec empressement par le malade, à cause des souffrances qu'il ressent. On trouve un lobe saillant du côté gauche, dont on fait l'ablation.

Suites opératoires très longues. Pneumonie à gauche. Urine très albumineuse, alcaline. Après la guérison d'une fistule qui s'était formée à l'angle inférieur de la plaie, le malade fut bientôt en état de garder son urine trois heures pendant le jour, deux heures et demie à trois heures pendant la nuit. L'urine redevint acide sans albumine.

Le 26 août 1889, M. Kümmell, auquel nous avions demandé des nouvelles de son malade, a bien voulu nous répondre : que depuis cinq mois il avait recouvré la miction volontaire, sans aucune difficulté, comme il ne l'avait pas eue depuis une année; qu'il était d'ailleurs en parfaite santé et actuellement en voyage.

Cas V. — Homme de 69 ans.

Rétention. Urine alcaline. État général très grave.

Opération : On trouve une hypertrophie concentrique grosse comme une noix, qui est complètement enlevée.

Cas VI. — Le sixième malade, opéré dans le service de Schede pour une hypertrophie en fer à cheval, diagnostiquée avant l'opération, est mort six semaines après (nous a écrit Kümmell), probablement de cystite et néphrite putride.

Obs. XXI. — Buckston Browne. — British medical Journal,
18 mai 1889.

Buckston Browne vit pour la première fois le Rév. R. J. en 1885; il était alors âgé de quatre-vingt-trois ans et avait été pris de rétention d'urine d'origine prostatique. On eut beaucoup de peine à introduire le cathéter. La prostate examinée par le rectum ne paraissait que modérément hypertrophiée.

Pendant les années 1885-86-87-88, le malade fut examiné à plusieurs reprises pour des symptômes d'irritation vésicale, qui faisaient penser à la pierre, mais le cathétérisme explorateur, pratiqué trois fois avec le plus grand soin, donna des résultats négatifs à cet égard. Pendant toute cette période, d'ailleurs, le Rév. R. J. menait une vie assez active; il se sondait toutes les trois, quatre et six heures.

Le 7 mars 1889, Buckston Browne vit le malade, en consultation avec le Dʳ Andrew Miler ; âgé alors de quatre-vingt-sept ans, il souffrait d'une irritation vésicale intense, était obligé de se sonder toutes les heures, et les contractions spasmodiques de la vessie lui arrachaient des cris déchirants, en dépit d'une large administration de morphine. Le jour même on l'opéra : la vessie fut ouverte au-dessus du pubis et la cause des souffrances du patient fut immédiatement apparente. On ne trouva pas le moindre calcul, mais, faisant saillie sur la partie inférieure et droite de l'orifice urétral, était une énorme tumeur prostatique. Elle fut enlevée par morceaux avec le doigt et la pince : la seule difficulté tout d'abord était de pénétrer à travers la capsule prostatique; une fois qu'elle fut ouverte, les lobules de la tumeur s'énucléèrent aisément et furent enlevés par torsion sans qu'on eût besoin d'inciser ou de déchirer les tissus.

La totalité de la masse enlevée pesait près de 4 onces.

Une fois que tout fut déblayé, l'orifice urétral se trouva de niveau avec la surface vésicale avoisinante, sa partie gauche et supérieure étant intacte.

Il y eut à peine d'hémorragie et l'opération fut suivie d'un trouble très peu marqué de l'état général et d'un soulagement vésical complet.

Dès le seizième jour le malade se levait : il fut pourvu d'une plaque sus-pubienne et d'un tube que l'auteur fait voir, qui lui permettaient de s'habiller et de se promener, et lui donnaient en somme tant de confort qu'il ne songeait pas volontiers à se laisser guérir la plaie hypogastrique.

L'intérêt de ce cas, ajoute l'auteur, gît dans :

1° La masse considérable de tissu prostatique enlevée, la plus considérable qu'on ait mentionnée jusqu'à présent;

2° Le grand âge du patient ;

3° L'intensité de ses souffrances ;

4° L'immense soulagement apporté par une opération relativement récente.

Obs. XXII (inédite). — *Hypertrophie totale de la prostate avec barre très saillante au niveau du col. — Rétention complète chronique. — Cathétérisme difficile pour le malade. — Excision de l'obstacle par la voie sus-pubienne. — Résultat presque nul* (M. le professeur GUYON).

Le nommé P..., âgé de 67 ans, prostatique, entre à l'hôpital Necker le 21 mai 1889 ; il est atteint d'une rétention d'urine presque complète et éprouve les plus grandes difficultés à se sonder.

Voici l'histoire de son affection :

Le début des troubles urinaires remonte à quatre ans ; mictions fréquentes, pénibles, l'obligeant à se lever la nuit.

Il y a deux ans, rétention complète d'urine ; un médecin essaie de le sonder, mais inutilement, et lui fait une ponction hypogastrique.

Il entre une première fois à Necker, en février 1887; on lui met une sonde à demeure pendant seize jours, après quoi le malade peut, non pas uriner volontairement, mais se sonder avec assez de facilité.

Pendant un an, il a continué à se sonder chez lui, régulièrement, quatre à cinq fois par jour, il peut ensuite uriner seul pendant le jour et se sonde seulement la nuit; mais, au bout de quelques mois, la miction redevient de plus en plus difficile, il en est de même du cathétérisme, et le malade est contraint de revenir pour la deuxième fois à l'hôpital Necker, le 21 mai 1889.

L'exploration de l'urètre fournit les renseignements suivants :

Avec un explorateur à boule olivaire, avec une sonde molle, on bute dans la région prostatique. Une sonde à béquille franchit l'obstacle avec assez de difficulté cependant, et en faisant saigner légèrement le malade ; au moment où l'instrument pénètre dans la vessie, on sent le bec dévié vers la droite.

Avec l'exploration métallique, M. Guyon ne trouve pas, à proprement parler, de lobe moyen, une simple barre prostatique, tout au plus ; en accrochant alternativement à droite et à gauche les lobes latéraux avec le bec de l'instrument, on constate que le gauche fait notablement plus saillie que le droit dans la cavité vésicale, d'environ un centimètre et demi.

Par le toucher, on sent une hypertrophie prostatique très notable, surtout du lobe gauche.

L'état général est bon.

L'athérome est peu prononcé ; les artères radiales sont un peu dures, mais peu flexueuses, les fémorales sont également un peu indurées.

La vessie a conservé en partie sa contractilité ; si on introduit une sonde dans l'urètre et qu'on injecte dans la vessie une solution boriquée jusqu'à ce que le besoin d'uriner se fasse sentir, le jet d'urine est projeté au-dehors avec une certaine force, à 25 centimètres environ.

Néanmoins, la miction volontaire est presque nulle ; en dehors du cathétérisme, le malade ne peut uriner spontanément plus de 120 gr. en 24 heures.

. M. Guyon cherche d'abord à remédier aux difficultés du cathétérisme par l'emploi un peu prolongé de la sonde à demeure, qui avait donné de si bons résultats la première fois. Cette sonde à demeure fut laissée quatorze jours ; vers la fin, elle déterminait un peu d'irritation, des contractions spasmodiques et douloureuses de la vessie ; on dut la retirer.

Les difficultés du cathétérisme ne furent en aucune façon amendées ; le malade était, comme auparavant, obligé de faire des tentatives réitérées pour introduire une sonde molle dans sa vessie ; souvent aussi il fallait venir à son aide avec une sonde à béquille armée d'un mandrin coudé. Le traitement ordinaire avait donc ici complètement échoué, ce qui conduisit M. Guyon à proposer au malade la prostatectomie sus-pubienne. Par cette opération, il se rendrait compte de la nature exacte de l'obstacle au passage de la sonde et pourrait ainsi le supprimer.

Quant à rétablir la miction volontaire, il n'y fallait guère compter, malgré la persistance de la contractilité vésicale, en raison de l'hypertrophie considérable des lobes latéraux.

Le 3 juillet 1889, la taille hypogastrique fut exécutée selon le procédé ordinaire. Il fut convenu qu'on laisserait en place le ballon de Petersen pendant toute la durée de l'opération, de façon à maintenir la glande prostatique soulevée et plus à portée de l'opérateur.

La vessie une fois ouverte, les bords de l'ouverture étant maintenus écartés et par les fils suspenseurs et par le spéculum de Bazy, voici ce que l'on put constater par le toucher et par la vue :

Il n'existait pas de lobe moyen; mais une barre prostatique volumineuse, haute d'un centimètre et demi à deux centimètres, épaisse d'un centimètre, unissait les extrémités des deux lobes latéraux; l'extrémité postérieure du lobe gauche faisait dans la vessie une saillie très notable, du volume d'une petite noix environ; mais c'est contre la barre que venait buter le bec de la sonde métallique laissée à dessein dans le canal pour indiquer l'obstacle. C'est donc cette barre qu'il s'agissait surtout de supprimer.

Elle n'est d'ailleurs pas très distante de l'ouverture vésicale; quatre centimètres seulement l'en séparent, grâce au soulèvement imprimé à la prostate par le ballon de Petersen. De plus l'intérieur de la vessie est suffisamment éclairé par une lampe électrique.

Section est faite de la barre avec le couteau du galvano-cautère, un peu à droite de la ligne médiane et sur une profondeur d'un centimètre et demi environ. Cela fait, la portion de la barre prostatique qui est à droite de l'incision est insignifiante, la portion située à gauche, qui se confond avec l'extrémité postérieure du lobe gauche hypertrophié, constitue encore un obstacle notable au passage de la sonde; elle est excisée avec le couteau du galvano-cautère ainsi qu'une portion du lobe. Cette excision détermine une hémorragie artérielle un peu abondante, arrêtée, après quelques tâtonnements, par une pince à forci-pressure.

Maintenant la sonde entre facilement dans la vessie.

L'opération est terminée comme une taille hypogastrique ordinaire. Les deux tubes de Périer-Guyon drainent la vessie et vont plonger dans un urinoir entre les jambes du malade. Une sonde est laissée à demeure dans le canal, de façon que son bec soit situé dans la brèche faite à la barre prostatique et la maintienne ainsi béante.

Les suites opératoires furent simples : la température monta à 39° le soir de l'opération, mais à partir du lendemain redevint et resta normale.

Les urines, sanguinolentes le premier jour, devinrent dès le second tout à fait claires.

Le 10 juillet, c'est-à-dire le huitième jour, les tubes de Périer-Guyon furent enlevés ; le 25, la plaie était entièrement cicatrisée.

La sonde à demeure introduite pendant l'opération même fut mal supportée les premiers jours et on dut la supprimer du troisième au septième, car elle déterminait des contractions vésicales insupportables pour le malade.

Le jour de l'enlèvement des tubes à drainage, c'est-à-dire le 18 juillet, elle fut réintroduite et cela avec la plus grande facilité ; c'était une sonde molle en caoutchouc, n° 20, et elle pénétra dans la vessie sans rencontrer d'obstacle.

Mais il n'en fut pas de même quelques jours après, lorsqu'on voulut changer la sonde ; on eut quelque peine à passer et on éprouva la sensation nette d'un obstacle au niveau du col, comme avant l'opération.

Le malade garda la sonde à demeure jusqu'au 26 juillet.

A partir de ce moment il se passa régulièrement le cathéter plusieurs fois par jour, tout d'abord avec plus de facilité qu'autrefois, disait-il. Mais peu à peu les difficultés reparurent et quand il quitta l'hôpital, à la fin d'août, il se sondait mais toujours péniblement et non sans s'y être repris à plusieurs fois. En somme, il prétendait avoir été peu amélioré par l'opération. Quant à nous, le cathétérisme explorateur nous donnait également la sensation d'un obstacle immédiatement avant de pénétrer dans la vessie, d'où l'on pouvait conclure que la barre s'était reproduite, et que l'intervention, si logique qu'elle semblait être, n'avait donné aucun résultat.

II. — Prostatotomie et prostatectomie périnéales

(Tableaux II et III)

Obs. XXIII.—*Tunnellement de la prostate par le périnée.*—(Harrison. *Lectures on the surgical disorders of the urinary organs,* p. 319.)

M. N..., âgé de 84 ans, fut admis à l'infirmerie royale de Liverpool, à deux heures de l'après-midi, le 4 novembre 1881. Mon house surgeon, M. Laimbeer, le trouva saignant de tentatives de cathétérisme qu'on lui avait faites, avec une grosse prostate et une vessie distendue.

Reconnaissant l'urgence du cas, et trouvant le cathétérisme impraticable, il évacua la vessie avec l'aspirateur, au-dessus du pubis. Je vis le patient quelques heures plus tard et trouvai qu'il n'avait pas uriné depuis, et qu'on ne pouvait introduire le cathéter. La langue était brune et il était très épuisé. Je revins le voir encore lorsque la vessie fut redevenue pleine et distendue. Je le mis sous l'influence de l'éther et réussis à p̶ ̶ ̶er un cathéter en gomme élastique. Malgré le succès de ma tenta̶ ̶ ̶, je m'abstins d'évacuer la vessie, reconnaissant que de deux choses l'une, ou bien le cathéter devait être gardé à demeure, ou bien réintroduit selon les besoins du malade, et je n'étais disposé à recommencer ni l'un ni l'autre de ces procédés. Maintenir un cathéter dans la vessie d'un vieillard presque en enfance et disposé à repousser tout pansement si on n'y veille pas avec soin, n'est pas chose aisée ; et si l'on réussit à l'y maintenir, souvent la terminaison fatale survient par cystite, pyélite, épuisement. C'était là un cas où, dans mon opinion, le plus prudent était d'établir un drain permanent, et pour faire cela de la manière dont je l'ai déterminé, on a besoin d'une vessie tendue et non flasque.

J'ai placé le patient dans la position habituelle de la taille. Prenant un trocart qui a été fait pour cet usage, avec une canule en argent, je l'introduisis sur la ligne médiane du périnée, trois quarts de pouce en avant de l'anus et le poussai fermement à travers la prostate dans l'intérieur de la vessie, en même temps que mon index gauche introduit dans le rectum me servait de guide. Dès que je retirai le trocart, une grande quantité d'urine ammoniacale s'échappa. La canule, étant munie de boucles, fut assurée à sa place par des rubans de fil, tout à fait de la même façon qu'une canule à trachéotomie.

Un morceau de tube en caoutchouc fut fixé à la partie de la canule qui faisait saillie en avant des boucles, et conduisit l'urine dans un bassin placé à côté du lit. A travers ce tube, l'urine continua à couler. Le patient trouva immédiatement du confort par cet arrangement ; en quarante-huit heures il était debout, s'asseyant dans une chaise longue, point important pour les vieilles gens. Puis on lui permit de raccourcir le drain pendant le jour, d'en relever l'extrémité à travers une légère ceinture abdominale, où il est comprimé par une petite paire de pinces bull-dog, qui sont enlevées dès que le malade désire uriner. Il est aussi bien qu'on peut l'être à l'âge de quatre-vingt-quatre ans. Il se lève le jour, mange et dort convenablement, tantôt sur le dos, tantôt sur le côté, sans aucun narcotique, et il est tout à fait débarrassé de tout inconvénient urinaire, sauf du port du tube. Pendant la nuit, son sommeil n'est pas interrompu par des envies d'uriner ou des cathétérismes, puisque son urine s'écoule par le tube au fur et à mesure qu'elle est excrétée; tandis que, dans le jour, quand il est debout, l'acte de la miction se borne pratiquement à l'acte de tourner un robinet.

Son urine qui a été fétide et ammoniacale est maintenant à peu près normale, la vessie étant aisément lavée en appliquant une seringue à la canule, deux fois par jour. Deux ou trois fois la canule est accidentellement sortie pendant qu'on changeait les rubans, mais a été aisément remise en place par l'infirmier. La façon quelque peu enthousiaste avec laquelle le patient compare son état présent avec sa condition passée, ne peut pas être entièrement passée sous silence.

Remarques opératoires :

Si j'ai choisi pour ponctionner, le point où je commence mon incision de lithotomie, c'est qu'en cet endroit du périnée, on ne court le risque de blesser aucun vaisseau important. Mon objet, en entreprenant cette opération est de créer pour ainsi dire un urètre court à niveau bas, qui permette de faire le drainage le plus complet de la vessie, étant donnée la modification de forme que la prostate hypertrophiée a imprimée à la vessie. Je dois ajouter que, depuis le tunnellement, le patient a uriné seulement quelques gouttes par l'urètre.

Environ six semaines après que la vessie fut ponctionnée, le patient urinait entièrement par la canule prostatique. La santé s'était rapidement améliorée et il était capable d'aller et venir aussi bien que si rien ne lui était arrivé.

J'appris alors que l'urine recommençait à couler par le canal en quantités croissantes, j'en inférai naturellement que la prostate cessait de faire obstacle à la miction.

Le 28 janvier 1882, j'enlevai la canule, la plaie de ponction guérit dans l'espace de quelques jours et en même temps la vessie recouvra graduellement sa fonction naturelle et sa force.

Le patient maintenant garde son urine deux à trois heures de temps, et la nuit il a besoin d'uriner seulement deux ou trois fois. On peut dire que les symptômes fonctionnels de l'hypertrophie de la prostate ont à peu près disparu.

L'histoire de notre malade décèle les symptômes usuels de l'hypertrophie de la prostate, bien que nous ne puissions affirmer qu'une rétention soit jamais survenue antérieurement. Le jour de son admission complète à l'infirmerie, il fut certain, grâce à un examen rectal minutieux fait par M. L imbeer et par moi, que la prostate était très hypertrophiée: sur ce point il n'y a aucun doute. Après l'enlèvement du tube, à la date indiquée, nous trouvâmes d'une façon évidente, par un examen semblable, que la prostate avait subi une notable diminution de volume.

Je revis le patient en 1884, il était en parfaite santé et libéré de tous symptômes urinaires.

Obs. XXIV. — Harrison. — *Congrès de Copenhague.*

Le nommé D. E. vint dans mon service à l'infirmerie royale de Liverpool, pendant l'année 1883, avec une vessie atone et de la rétention d'urine compliquant une hypertrophie de la prostate. On avait eu de grandes difficultés pour passer le cathéter et le malade avait perdu beaucoup de sang. Il était très pusillanime et on ne parvint pas à lui faire garder une sonde à demeure. Après trois semaines d'essais de traitements différents sans résultat, je lui fis la prostatotomie périnéale; une barre prostatique d'une épaisseur considérable fut sectionnée. L'hémorragie cessa aussitôt, la cystite disparut et l'urine redevint normale. Au bout de dix jours, le malade se levait, allait et venait, vidant sa vessie avec le robinet adapté à l'appareil de drainage.

Ce drainage fut conservé huit semaines, c'est-à-dire jusqu'au moment où on remarqua que, malgré le tube, une certaine quantité d'urine passait par l'urètre.

Le tube fut alors enlevé et la plaie du périnée rapidement close.

Ce malade n'a jamais eu de nouvelles difficultés pour émettre son urine par l'urètre, il a été souvent examiné devant les étudiants de l'infirmerie royale, et bien que la prostate fût demeurée grosse, il n'y avait pas de difficulté à la miction ou au cathétérisme, même avec les plus grosses sondes.

Il pouvait rester quatre heures sans pisser ; la vessie avait recouvré sa puissance expultrice normale et il n'y avait pas de résidu d'urine.

Six mois après, le malade a été frappé d'hémiplégie dont il n'a pas guéri, mais il n'a pas été nécessaire de le sonder.

Il n'y a pas de cas moins favorable pour une opération, mais les résultats obtenus ont plus que justifié la conduite tenue par nous.

Obs. XXV. — Harrison. — *Lettsomian lectures*, p. 46.

Un homme, âgé de 63 ans, vint se confier à mes soins en février 1883 pour une hypertrophie de la prostate qui était pour lui une cause constante d'irritation.

Le cathétérisme ne soulageait que très faiblement son ténesme vésical, et il ne pouvait goûter un peu de sommeil qu'en laissant l'instrument à demeure, ce qui était généralement suivi de cystite.

Je lui ouvris l'urètre prostatique par une incision périnéale médiane et incisai latéralement la prostate. Celle-ci n'était pas très grosse, mais l'orifice vésical était obstrué par une de ces saillies en forme de mamelon qui ont plus d'influence sur la difficulté de la miction et du cathétérisme que des masses volumineuses.

Un tube à drainage fut introduit et conservé quatre semaines. Puis on laissa la plaie du périnée se cicatriser.

Dans ce cas, le drainage fut si parfait que toute l'urine s'écoulait par l'appareil et que le malade resta sec tout le temps du traitement.

Il resta deux mois à l'hôpital.

Trois mois après il revint pour nous rendre compte de son état ; il y avait une petite fistule s'ouvrant au périnée, au niveau de l'angle inférieur de la plaie, par laquelle l'urine parfois tombait goutte à goutte au moment de la miction.

Il pouvait d'ailleurs conserver son urine plusieurs heures.

Par le toucher rectal, l'hypertrophie ne semblait pas avoir augmenté. Un cathéter de bonne grosseur pouvait être aisément introduit jusque dans la vessie sans heurter d'obstacle.

Ce malade fut vu par intervalles, pendant deux ans après l'opération, et resta parfaitement guéri.

Il a depuis négligé de venir me voir. Bien que je l'aie averti de se passer lui-même un cathéter de temps à autre, je crains qu'il ne l'ait pas fait.

Obs. XXVI. — Harrison. — P. 334, *Organs. Lectures on the surgical disorders of the urinary.*

En août 1885, je rencontrai dans la rue un homme (J. B..., âgé de 75 ans) portant une lourde charge sur le dos, dans lequel je reconnus un de mes vieux malades auquel j'avais fait la prostatotomie périnéale.

Je le questionnai et trouvai qu'il était tout à fait bien et qu'il n'avait jamais usé du cathéter depuis qu'il m'avait quitté.

Voici, en peu de mots, son histoire :

Le patient m'était envoyé par le Dr A. Barron, il avait une grosse

prostate et avait constamment besoin de se sonder pour de la rétention. La sonde était difficile à introduire et déterminait fréquemment
une hémorragie séricuse.

Pendant trois semaines, il fut soigné par moi, à l'infirmerie royale,
par différents moyens, mais sans bénéfice. Les envies d'uriner et les
épreintes étaient incessantes et rien ne semblait le soulager.

En février 1884, je lui fis la prostatotomie périnéale, et il porta un
de mes tubes continuellement pendant sept semaines ; la blessure périnéale se ferma, et il sortit de l'infirmerie avec le résultat que j'ai déjà
mentionné. J'ai encore eu plus récemment l'occasion de lui passer une
bougie volumineuse et ne pus découvrir aucun obstacle. La condition
actuelle de cet homme contraste d'une façon remarquable, avec ce
qu'elle était précédemment.

Obs. XXVII. — *Prostatectomie sus-pubienne* (insuccès). — *Prostatotomie
périnéale suivant le procédé* d'HARRISON (succès). — MEINHART
SCHMIDT (de Cuxhaven). — (*Deut. Zeitsch. f. Chir.*, B. XXVIII,
p. 391) et (*Centralbl. f. Chir.*, n° 5, 1889) (1).

Un paysan des environs d'Ottendorf, âgé de 52 ans, fut atteint, à
Pâques 1885, d'une rétention d'urine aiguë : auparavant, depuis déjà
des années, il avait éprouvé des troubles urinaires. Cette rétention fut
levée par le cathétérisme. D'août à décembre 1887, le malade ne put
uriner sans être sondé. A la fin de janvier 1888, il alla trouver
Schmidt.

Après quatorze jours d'observation attentive et de préparation
convenable, il fut procédé à l'opération, le 11 février.

Le diagnostic était : hypertrophie totale de la prostate avec saillie en
forme de tumeur du lobe médian peut-être incrusté. L'urine est fortement chargée de pus et de mucus ; elle a une forte odeur ammoniacale.

Taille sus-pubienne après réplétion de la vessie avec 600 grammes
d'eau et tamponnement du rectum avec trois éponges. L'ouverture de
la vessie présente quelque difficulté à cause de l'extrême épaisseur
de ses parois. Le doigt introduit perçut, outre plusieurs calculs, le lobe
médian de la prostate gros comme une châtaigne, et fermant, à la
manière d'un couvercle, l'ouverture intra-vésicale de l'urètre. Après
l'extraction de trois calculs d'acide urique, on enleva par morceaux, en

(1) Cette Observation se confond avec l'Obs. XII du tableau i.

déterminant un fort écoulement sanguin, le lobe prostatique qui reposait sur une large base. Ce travail fut pénible, parce que la prostate était profondément située dans le bassin ; aussi dut-on tout retirer, en se guidant sur le toucher, avec la pince à polypes, et ne put-on que très rarement faire usage de l'instrument tranchant.

On peut maintenant pénétrer sans difficulté dans l'ouverture vésicale de l'urètre ; cependant il persiste au bord postérieur de la prostate une petite barre de tissu dont l'ablation ne pouvait être faite. La vessie fut ensuite fixée à la partie la plus déclive de l'incision cutanée, dont on ferma par une suture la partie supérieure. La plaie fut pansée avec des tampons de gaze iodoformée et l'on mit par-dessus un pansement protecteur. Durée de l'opération : une heure et demie.

La marche ultérieure fut très bonne; mais l'écoulement de l'urine se fit exclusivement par la plaie. Au commencement de mars, les troubles urinaires réapparurent et exigèrent des lavages réguliers. Ceux-ci furent faits par la plaie et donnèrent issue à un pus épais et nauséabond qui provenait du fond de la vessie. Le 3 mars, pour la première fois depuis l'opération, on pratiqua le cathétérisme, mais de nouveau l'instrument fut arrêté, comme précédemment, dans la région prostatique.

La défectuosité du résultat détermina Schmidt à une deuxième opération ; elle fut faite le 7 mars. L'exploration digitale par la première incision, montra, à la place de la tumeur, une surface lisse et plane ; la saillie en forme de toit qui existait sur l'ouverture de l'urètre ne se retrouvait plus.

D'après le procédé classique, Schmidt fit une incision médiane, élargit l'urètre avec un dilatateur utérin et aussi à l'aide d'un bistouri boutonné, jusqu'à ce qu'il admît l'index, et mit un cathéter de femme. Le 14 mars, le malade se leva avec un cathéter fixe de Nélaton, mis en communication avec un réservoir que le malade portait dans sa poche. Le 11 avril, tout se trouvait en parfait état. Il a remarqué à plusieurs reprises qu'il pouvait uriner volontairement et que l'urine s'écoulait en grande partie par l'urètre antérieur.

La plaie sus-pubienne s'est fermée. Schmidt dilate encore une fois la portion prostatique de l'urètre jusqu'aux plus gros numéros des bougies utérines et lave énergiquement la vessie avec une grande quantité d'eau, puis il laisse guérir la boutonnière. Dès l'après-midi de ce jour, le malade peut se convaincre qu'il peut uriner volontairement et que la plus forte quantité de l'urine s'écoule par la partie antérieure de l'urètre; quelques jours après, l'urine est émise sous l'influence de la volonté, toutes les trois ou quatre heures. Le jet est bon et sort par la voie normale. La nuit, le malade urine deux ou trois fois. L'urine est redevenue complètement claire ; la santé générale est toujours excellente.

17 septembre 1889 :

M. Meinhart Schmidt a eu tout dernièrement l'obligeance de nous renseigner sur l'état actuel de son ancien opéré et voici ce qu'il nous écrit textuellement :

« L'état général est très bon ; la nutrition, les forces sont également en excellent état. Les douleurs sont nulles. La miction a lieu d'une façon tout à fait normale et spontanée. Depuis mon opération jusqu'ici, il n'a pas été nécessaire d'introduire une sonde. La guérison est donc jusqu'ici restée complète. D'ailleurs, je crois que ce résultat favorable n'eût pas été obtenu sans la taille sus-pubienne, qui a permis d'enlever le lobe moyen obturateur. »

OBS. XXVIII. — WATSON. — *Mémoire sur le traitement opératoire de l'hypertrophie de la prostate,* 1889.

Le malade, âgé de 74 ans, se présentait dans l'état suivant : obstruction urinaire datant de six ans; cathétérisme nécessaire depuis trois ans ; depuis trois mois, cathétérisme toutes les trente minutes, jour et nuit; cystite purulente et hémorragique, santé générale mauvaise.

Par l'examen rectal, on constatait une hypertrophie bilatérale très considérable. La vessie, après que le patient était anesthésié, pouvait seulement contenir deux onces de liquide. Cela détermina le choix de l'opération périnéale. La distance périnéale dans ce cas était au moins de quatre pouces. (Watson appelle *distance périnéale,* la distance entre le périnée et le col de la vessie.)

En abaissant le fond de la vessie et le forçant à descendre, ainsi que la prostate, vers le détroit inférieur du bassin, je pus tout juste accrocher avec mon index (qui est long) une hypertrophie médiane en forme de barre et la divisai au centre avec un bistouri boutonné. J'introduisis ensuite mon tube à drainage.

L'hématurie cessa vers le troisième jour ; la vessie fut irriguée trois fois par jour avec une solution chaude d'acide borique à 4 %. La cystite disparut rapidement; au bout de dix jours, l'urine était presque claire et le devint bientôt entièrement.

La capacité de la vessie augmenta peu à peu, de sorte qu'elle arriva à contenir au bout de six semaines cinq onces de liquide. Le tube à drainage fut porté continuellement sans la moindre gêne, pendant trois semaines, et il continue à être porté constamment pendant la nuit. La faculté d'uriner volontairement ne fut pas rétablie dans ce cas ; apparemment il y avait plutôt défaut de puissance contractile de la paroi vésicale que véritable obstruction par le lobe médian de la prostate.

Pendant le jour, le patient vaque à ses affaires, usant, toutes les trois heures, d'un cathéter souple qu'il passe à travers l'ouverture périnéale, et la nuit il s'introduit par le même canal la sonde en caoutchouc n° 24 (échelle française), qu'il laisse à demeure ; il dort ainsi toute la nuit pendant que l'urine s'écoule continuellement.

Il a entièrement recouvré la santé et ses aises et, sauf l'ennui du cathétérisme, il se trouve aussi bien que jamais.

Obs. XXIX à XXX.— William T. Belfield (Chicago).— *The Journal of the American Medical Association.* Vol. VII, n° 10, 4 sept. 1886.

Cas I. — X. C..., âgé de 59 ans, fut admis à l'hôpital le 3 février 1885, à la dernière période d'une cystite chronique dont il souffrait depuis l'âge de cinquante ans. A plusieurs reprises, il avait eu de la rétention d'urine complète ; depuis cinq ans il était obligé d'uriner toutes les heures ou plus souvent, le jour comme la nuit, et depuis plus d'un an, il lui était impossible d'uriner autrement que par la sonde.

A son admission il était dans un état typhoïde avec frissons irréguliers, fièvre et sueurs.

Après avoir vainement essayé, pendant plusieurs jours, d'améliorer son état par des lavages vésicaux, je fis, le 9 février, une urétrotomie périnéale et drainai à la manière usuelle. Un soulagement immédiat et complet suivit cette intervention ; dès le second jour, la température devint et resta normale.

Trouvant la cause de la cystite dans un énorme myome, ou comme on l'appelle une hypertrophie de la prostate, je saisis l'occasion d'exécuter un plan que j'avais caressé depuis longtemps, à savoir de faire un canal artificiel à travers la portion obstruante de la prostate.

En conséquence, deux semaines plus tard, je réouvris la place du périnée, et avec le galvano-cautère je fis un canal, à travers la prostate, suffisamment spacieux pour admettre aisément un crayon ordinaire.

A ma surprise et à ma joie, le patient ne montra absolument aucune réaction, sa température n'excédant jamais 99° F. Après guérison de la plaie il retint aisément son urine, trois à quatre heures, et put pisser sans peine et sans cathéter; le résidu d'urine après la miction était réduit de huit onces à une demi-once, preuve que la vessie se vidait elle-même presque complètement. L'urine, étant tout à fait claire, ne déposait pas. En résumé, il quitta l'hôpital le 3 avril, tout autre qu'il n'y était entré.

En raison de la rétention habituelle d'une petite quantité d'urine, je lui conseillai d'user de cathéter une fois par jour, recommandation dont il ne tint guère compte, une fois de retour chez lui.

Aussi eut-il à deux reprises, pendant l'été suivant, de petites menaces de cystite, qu'il fit avorter d'ailleurs par un cathétérisme répété une ou deux fois par jour.

Le 12 septembre il manifesta soudain des signes d'urémie aiguë, dont il mourut environ sept mois après l'opération.

L'urémie fut expliquée à l'autopsie par la découverte de deux reins très petits, contractés.

Cas II. — C'était un homme de 68 ans, avec l'histoire banale de la cystite compliquant une hypertrophie de la prostate depuis plus de sept ans.

Bien qu'il fût dans un état d'épuisement très avancé, je résolus de répéter l'opération du tunnellement de l'obstruction prostatique pratiquée avec succès sur le premier patient.

Au milieu de l'opération, la batterie électrique ne fonctionna plus, de telle sorte que mon dessein ne put être mis complètement à exécution. Néanmoins, toute incomplète qu'elle fût, cette opération augmenta notablement la facilité de la miction et le bien-être du patient; mais sa santé ne s'améliora pas, et il mourut deux mois plus tard.

Obs. XXXI. — A.-F. Cabot (Boston). — *Boston M. and Surg. Journ.* 7 juin 1887.

Dr A.-F. Cabot rapporte deux cas de prostatotomie. Dans l'un, l'opération fut suivie d'un retour presque complet de la fonction vésicale.

Dans ce cas la prostatotomie fut précédée d'une litholapaxie.

Dans l'autre cas, bien que le résultat immédiat de l'opération fût satisfaisant, un certain degré d'incontinence apparut quelques mois après.

Obs. XXXII. — Harrison. — *Prostatectomie périnéale au cours d'une taille bi-latérale.*

W. B. H..., officier de la douane, âgé de 66 ans, fut admis à l'infirmerie royale le 2 septembre 1881, envoyé par le Dr Samuel. Il souffrait des symptômes de la pierre depuis 7 ans. Je le sondai et trouvai que sa vessie renfermait un large calcul d'oxalate de chaux, de plus que sa prostate était hypertrophiée. Le 5 septembre, j'exécutai une lithotomie latérale ; en saisissant la pierre, je la trouvai si volumineuse que je fis une section bi-latérale de la prostate, moyen que j'avais adopté avec succès dans deux occasions précédentes où j'avais eu à enlever des pierres dures, pesant plus de douze onces.

Malgré que cette extension de mon incision profonde me donnât un espace supplémentaire, je reconnus que l'hypertrophie de la prostate constituait encore un obstacle à l'extraction. Comme une portion de la prostate semblait libre et disposée à venir, je l'énucléai avec mon index, la fis sauter dehors, et alors je fus capable d'extraire le calcul sans violence. Il n'y eut aucune hémorragie sérieuse ni pendant ni après l'opération.

Le patient se rétablit très bien et quitta l'infirmerie le 15 novembre ; aucune élévation de température ne survint pendant la durée du traitement.

Tumeur grosse comme une noix, de structure adénoïde et semblable à ces tumeurs de la mamelle, dont la description a été donnée par sir William Fergusson.

Obs. XXXIII. — *Perforation involontaire d'un lobe moyen par le cathétérisme. — Hémorragie incoercible. — Taille périnéale. — Ablation complète du lobe moyen. — Tamponnement. — Guérison.* **Harrison. —** *Lectures on the surgical disorders of the urinary organs,* p. 338.

Il y a quelques années, je fus appelé par feu M. Long, à voir avec lui un gentleman d'un certain âge, qu'une hémorragie profuse avait rendu exsangue. Six jours auparavant, un volumineux cathéter prostatique en métal avait été passé par lui avec douleur, difficulté et hémorragie. En conséquence, et surtout à cause du saignement abondant et continuel, M. Long avait été appelé. Tous les moyens furent employés pour arrêter l'hémorragie et, en raison de leur insuccès, je fus conduit à faire une opération exploratrice, me proposant de chercher le point de départ de l'hémorragie, que je jugeai être vers l'urètre prostatique. J'exécutai une urétrotomie médiane périnéale, et mon doigt, en entrant dans l'urètre prostatique, passa dans l'intérieur de la vessie par un orifice fait à la base de la partie de la glande faisant saillie dans le canal ; orifice que nous pensions avoir été fait par le cathéter prostatique.

Comme j'introduisais mon doigt plus loin dans la vessie, un pont composé de tissu prostatique gangrené se déchira, rendant ainsi l'accès dans la vessie complètement libre. Il y avait là un suintement considérable de sang provenant de la déchirure prostatique. La vessie fut lavée, débarrassée de tous ses caillots, et un tampon en forme d'ombrelle fut introduit par la plaie, qui tamponna exactement la déchirure prostatique.

Il n'y eut plus d'hémorragie, l'urine s'échappa à travers le tube, qui resta une semaine en place et fut remplacé par un nouveau. Bien que le patient soit resté pendant des semaines dans un état fort critique, il finit par se rétablir complètement. Pendant deux ans, j'eus l'occasion de le voir fréquemment et de constater que sa santé était restée bonne. Il est mort, il n'y a pas longtemps, de vieillesse, sans aucune récidive de troubles urinaires.

En partie, grâce à l'action immédiate du cathéter, en partie par gangrène consécutive, la portion de prostate faisant obstacle, fut si complètement enlevée, que je ne fus pas surpris du résultat mentionné.

Obs. XXXIV. — *Lithotomie, au cours de laquelle un lobe moyen hypertrophié de prostate fut enlevé accidentellement.* — Ch. Williams. — *British med. Journ.*, 15 juin 1878.

La pièce présentée par M. Williams est un lobe moyen de la prostate, accidentellement enlevé à un gentleman auquel il pratiquait l'opération de la lithotomie.

Le patient, âgé de 72 ans, avait depuis douze mois des symptômes de calcul vésical.

Il y a quelques mois, il pissa du sang en grande abondance à deux reprises. Dans les derniers temps, il souffrait beaucoup ; les nuits étaient pénibles et il était très abattu. Son urine fut trouvée tout à fait normale et dépourvue d'albumine. Ses pieds ne présentaient aucune trace d'œdème et l'appétit était conservé.

Le 6 juillet, avec l'assistance de M. Morton, chirurgien, qui avait soigné ce malade, j'exécutai la taille latérale ordinaire et enlevai une pierre unique, de forme ovale et aplatie, de constitution urique. Un lobe moyen hypertrophié de la prostate se trouva engagé entre le mors du forceps à lithotomie, fut involontairement arraché et vint au dehors en même temps que la pierre.

Il y eut une hémorragie artérielle abondante, provenant d'un vaisseau profondément situé qui fut aperçu sans beaucoup de difficulté et lié. Un tube à drainage fut placé dans la plaie.

En visitant le patient, le lendemain, je le trouvai dans un état excellent. Il n'avait été aucunement malade et il avait dormi parfaitement, Pouls 64.

La plaie avait bon aspect, l'urine était claire, coulant librement par le tube et en quantité abondante.

Le 9e jour, il rendait la totalité de son urine par le penis, et la plaie était en voie de guérison rapide.

Trois semaines plus tard, je le trouvai en excellente santé et la plaie complétement guérie. Il avait rarement besoin d'uriner plus d'une fois pendant la nuit.

Obs. XXXV. — *Ablation du lobe moyen par la voie périnéale, à l'occasion d'une taille.* A. Landerer (Leipzig). — *Zur operativen Behandlung der Prostate-hypertrophie.*

Inspecteur R., âgé de 63 ans, bien portant jusqu'ici, à l'exception d'un goitre parenchymateux ayant subi la dégénérescence calcaire, remarque depuis quelques années déjà des troubles dans la miction. Celle-ci était pénible, le jet très faible. Depuis environ 1 an, survinrent des hémorragies vésicales violentes, sans prodromes, et aussi parfois des accès de priapisme. Depuis environ six mois sont survenues vers l'anus, des douleurs irradiant vers la région antérieure. Les hémorragies devinrent plus rares et finalement cessèrent complètement. Le catarrhe de la vessie était modéré. Des flocons et des fausses membranes, en quantité passable, troublaient l'urine, mais on n'y pouvait constater ni graviers ni parcelles de tumeur.

R... est un homme un peu maigre, cependant dans un état de nutrition encore passable ; dans les derniers temps, un peu abattu par des douleurs troublant son sommeil. L'examen de la vessie avec le cathéter et la sonde, donnait un degré d'hypertrophie prostatique considérable ; de sorte que la sonde ne pouvait être introduite que difficilement et presque pas, ou même pas du tout, derrière la prostate.

Dans les tentatives d'exploration du bas-fond vésical, on sentit une fois un contact avec une surface manifestement rude, mais ce fut la seule fois.

Le toucher rectal permettait aussi de constater l'hypertrophie de la prostate, surtout du lobe droit. Au-dessus de la prostate, on pouvait sentir un point constamment douloureux dans la paroi vésicale, normale par ailleurs. On ne pouvait percevoir ni pierre, ni tumeur, par l'exploration bimanuelle sans chloroforme, à cause de la tension de la paroi abdominale.

Une hémorragie violente suivit, le 1er mai, le cathétérisme.

Un de nos chirurgiens les plus renommés, qui eut la bonté d'examiner plusieurs fois le malade, eut de la tendance, après le premier examen, à rapporter tous les symptômes présentés par le malade, exclusivement à une hypertrophie de la prostate, puis, finalement, se prononça catégoriquement pour une pierre vésicale.

Quant à moi, j'avais admis la possibilité d'une tumeur incrustée.

Le 11 juin 1885, j'exécutai l'opération de la façon suivante :

Dans la pensée qu'il pouvait s'agir seulement d'une pierre modérément grosse, et pour le cas, possible après tout, d'une tumeur incrustée, je résolus de suivre complètement la méthode indiquée par Thompson pour la tumeur de la vessie.

Sous la narcose, morphine (0,02) et chloroforme et dans la position de la taille, la portion membraneuse fut ouverte à la manière habituelle.

Tandis que le cathéter est placé dans l'urètre, et l'index gauche dans le rectum, un long bistouri pointu est plongé dans l'urètre, à deux cent. au-devant de l'anus, et fait à la portion membraneuse une ouverture d'un cent. et demi à deux cent.

Le bulbe restait intact.

Le doigt introduit par cette ouverture put à grand'peine franchir la portion prostatique et explorer le bas-fond vésical, où il découvrit un calcul. Avec une tenette courbe, je cherchai à le prendre et j'y réussis, mais non suivant son diamètre le plus petit; tandis que je cherchais à entr'ouvrir les mors de la pince pour laisser échapper la pierre, la narcose devint un court moment incomplète, et pince et pierre furent solidement emprisonnées et serrées par la vessie se contractant d'une façon convulsive.

Lorsque la narcose fut devenue de nouveau complète, la tenette fut retirée libre et vide de calcul. Entre les branches à bords étroits, se trouvaient, immédiatement au-dessus de l'articulation, deux morceaux de substance prostatique serrés l'un contre l'autre, du volume d'une noisette, et qui répondaient par leur aspect, vérifié par l'examen digital, à une partie du lobe moyen de la prostate.

Celui-ci était divisé en son milieu de haut en bas et l'un des côtés écrasé.

Le passage dans la vessie était maintenant très libre et je réussis sans peine, avec une pince à polypes courbe, à enlever un calcul urique très dur de forme ovale : 40 ᵐ/ᵐ sur 32 et 19.

Là-dessus je nivelai la plaie prostatique avec la pince à polypes, en extirpant le reste du lobe moyen faisant encore saillie, de sorte que l'entrée dans la vessie fût complètement lisse et plutôt un peu creusée, puis, après avoir lavé la vessie avec une solution de sublimé à 1 p. 30.000, j'introduisis avec le doigt un peu d'iodoforme sur la plaie de la prostate et la plaie d'incision et plaçai un drain de la grosseur du doigt dans la vessie. La vessie fut, au commencement, deux fois par jour lavée avec la solution du sublimé, puis, comme celle-ci déterminait des coliques vésicales, avec une solution de sel de cuisine.

Le huitième jour le drain vésical, seulement suturé à la peau, se détacha. Sans difficulté on réussit aussitôt à faire le cathétérisme de la vessie avec le cathéter de Nélaton et à faire des lavages par ce moyen. Dès lors on pouvait fermer la vessie. Au commencement l'urine s'écoula partiellement encore par la plaie, bientôt exclusivement par le canal de l'urètre. La plaie était guérie le quatorzième jour, avec une cicatrice à peine visible. Le patient fut extrêmement satisfait de la facilité avec laquelle il urinait. Tandis que l'urine, avant l'opération, tombait goutte à goutte sur ses bottes, il a maintenant un jet presque long d'un mètre.

L'examen démontra que des cathéters ordinaires élastiques et métalliques pénétraient sans difficulté dans la vessie.

Cet état favorable s'est maintenu depuis ; il y a maintenant un an. Le patient urine, aujourd'hui, quinze mois après l'opération, encore aussi bien et avec autant d'énergie qu'immédiatement après l'opération.

III. — Prostatectomies urétrales (tableau IV)

Obs. XXXVI à XXXVIII. — Deuxième mémoire sur le traitement des maladies des organes urinaires, considérées spécialement chez les hommes âgés. — 1855. — Mercier.

Obs. III, de Mercier (Nojot).

1844. — Début des troubles urinaires.

1846. — Rétention complète, traitée sans résultat par injections d'eau fraîche, sonde à demeure.

1848. — Ne rendait pas une seule goutte d'urine sans sonde.

Quatre incisions consécutives.

Après la quatrième seulement urina librement.

On néglige le passage de sondes, destiné à prévenir la réunion des parties divisées : 6 mois après l'opération, n'urine plus spontanément qu'un demi-verre.

1852. — Mercier retrouva son malade n'urinant plus une goutte sans sonde.

1853. — *Excision*, après quoi le malade urine, le soir même, à plein canal.

1855. — La miction volontaire a persisté.

Obs. IV de Mercier.

Il s'agit d'un vieillard (Combier), atteint depuis sept ans de rétention complète et continue.

Excision, en juin 1852, d'une valvule du col de la vessie.

Depuis cette époque M. Combien a toujours très bien uriné. (Ceci est écrit en 1855, trois ans plus tard.)

Obs. V, de Mercier (Bailly-Caffieri). — Rétention depuis cinq mois. Complète.

Céda instantanément à l'excision d'un obstacle au col de la vessie.

Trois ans après fut présenté à M. le rapporteur de la commission d'Argenteuil, qui constata l'état parfait de la miction.

Obs. XXXIX. — Swinford Edwards, F. R. C. S., Surgeon to the West London and St Peter's Hospital, and Assistant; Surgeon to St Mark's Hospital.

J. B..., âgé de 53 ans, n'a pas eu de troubles urinaires jusqu'à il y a six mois, lorsque en se levant un matin, après avoir été mouillé de part en part la nuit précédente, il trouva qu'il était incapable de pisser.

L'urine fut le même jour évacuée par un médecin. Bientôt après il se présentait à Saint-Thomas's Hospital où on diagnostiqua une hypertrophie de la prostate, et comme traitement palliatif, une sonde en acier fut passée deux fois par semaine. Ce traitement fut continué trois mois, après quoi on le congédia en lui disant qu'il n'avait plus autre chose à faire qu'à se sonder nuit et jour, ce qu'il continua à faire pendant quelque temps; quand il recourut à mes soins, il présentait les symptômes suivants :

Il ne pouvait, disait-il, uriner volontairement, si ce n'est dans les efforts de défécation. Il était obligé d'évacuer son urine, par le moyen du cathéter, six fois dans les vingt-quatre heures, et de se lever trois fois la nuit pour le même but.

Comme le malade n'avait pas uriné depuis quelques heures, lorsqu'il vint me trouver, je le priai d'essayer, mais, le voyant tout à fait incapable de pisser volontairement, je lui passai une sonde et retirai environ une demi-pinte.

J'explorai alors la région vésico-prostatique avec une sonde métallique à bec court, lequel, en passant à travers le col vésical, fut dévié en un point correspondant probablement, à une hypertrophie du troisième lobe.

Par le toucher rectal, je constatai une hypertrophie à peu près générale de la prostate.

Comme l'impossibilité de la part du malade à uriner dépendait évidemment d'une obstruction au niveau du col vésical, probablement de nature prostatique, et pour laquelle le traitement par les sondes métalliques s'était montré inefficace, je me déterminai à exciser l'obstacle au moyen d'un instrument fait sur le modèle de l'exciseur de Mercier ou, en cas d'échec, à faire une urétrotomie externe et à attaquer l'obstacle par le périnée.

Au cours d'une visite que je fis à MM. Mayer et Meltzer, dans le but de trouver un instrument approprié à mon dessein, je tombai sur le prostatome de Gouley, une modification de l'exciseur de Mercier, fait par eux et qui me parut être justement ce qu'il me fallait.

En conséquence le patient ayant été admis à West London Hospital, il fut endormi avec l'éther le 22 mai, je lui passai le prostatome et, sans aucune difficulté, réussis à enlever un morceau de la glande, égal en volume, je pense, à une couple de pois.

Non satisfait, je recommençai la manœuvre, mais n'enlevai pas cette fois tout à fait autant de tissu.

Il y eut vraiment très peu d'hémorragie et l'opération ne dura guère plus de dix minutes.

Deux jours après l'opération, le patient put uriner naturellement, ce qui ne lui était pas arrivé depuis plus de six mois. Il n'y eut aucune élévation de température. L'urine renferma un peu de sang pendant deux ou trois jours. Le malade quitta l'hôpital au bout d'une semaine. Depuis lors j'ai revu le patient deux fois. Le 28 mai, il urinait avec un gros jet et avec force. Je lui passai une sonde afin de m'assurer s'il vidait sa vessie, et trouvai une once de résidu d'urine, mais ce résidu était clair et fut rejeté avec force. Quelques jours plus tard, il me dit qu'il était maintenant capable d'uriner mieux qu'il ne pouvait le faire avant qu'il souffrit de sa rétention. Quelque légère douleur existait encore dans l'urètre. Il promit de me faire visite dès qu'il aurait quelque nouveau trouble, mais jusqu'ici il n'est pas revenu.

OBSERVATION XL. — *Prostatectomie involontaire par cathétérisme.* — *Guérison.* — HARRISON. *Leçons sur les maladies des voies urinaires,* p. 337.

Un gentleman, assez âgé, souffrait depuis longtemps d'une hypertrophie de la prostate avec rétention d'urine. On éprouvait des difficultés à introduire le cathéter dans la vessie, difficultés dont le siège était la région prostatique; on devait, pour passer, abaisser fortement la poignée de l'instrument.

Comme d'autres symptômes d'irritation vésicale se montrèrent, il fut, sur mon avis, exploré au point de vue de l'existence d'un calcul. Cette opération fut difficile, très pénible et suivie d'hémorragies abondantes et continuelles. De la cystite survint par là-dessus, et le patient fut excessivement malade pendant dix jours.

Trois mois après il vint me voir et me remercia pour l'exploration que j'avais conseillée, car bien qu'on n'eût découvert aucun calcul, depuis ce temps il urinait facilement, et n'avait plus besoin de recourir au cathétérisme.

Un soupçon me vint alors à l'esprit, de ce qui avait été fait dans cette exploration, laquelle avait été suivie de symptômes aussi sérieux. Je lui passai un cathéter de bonne grosseur, sans aucune difficulté ni douleur, mais, ce qui était encore plus significatif, sans trouver de rétention d'urine. A quoi attribuer ce remarquable changement? La conclusion à laquelle j'arrivai fut que non seulement l'obstacle prostatique avait été perforé, mais que le pont de tissu au-dessus de la fausse route avait été arraché, ou bien s'était gangrené consécutivement. Combien cela peut se faire aisément est démontré par la figure (61-72).

(Ces figures montrent un lobe moyen pédiculé, dont le pédicule est perforé et presque détruit par le passage d'un cathéter.)

Obs. XLI. — *Ablation totale par le périnée, de la prostate, pour une tumeur de cet organe.* — LEISRINK. *Archiv für klinische Chirurgie von Langenbeck.* 1882, p. 578.

Il s'agit d'une tumeur maligne de la prostate sur les symptômes de laquelle nous n'insisterons pas, pour parler surtout du manuel opératoire employé par Leisrink.

La tumeur prostatique avait le volume d'une pomme de moyenne grosseur, elle faisait une telle saillie dans le rectum qu'elle en obstruait presque le calibre. Sous le chloroforme, le doigt pouvait atteindre l'extrémité supérieure de la prostate. Des deux côtés son extension était assez égale.

Leisrink fit une incision en arc en avant de l'anus, à concavité regardant cet orifice et étendue d'une tubérosité de l'ischion à l'autre. Après section des muscles, le doigt put être introduit lentement, entre le rectum et la prostate, jusqu'à la limite supérieure de la tumeur. Toute la tumeur est fortement saisie avec des érignes et amenée à l'incision cutanée, dont les bords sont écartés fortement par des écarteurs mousses.

On voit nettement toute la prostate libérée et la portion voisine de la vessie. Après section de cette dernière, la tumeur fut facilement extirpée; à la partie postérieure de la vessie restaient de petits vestiges de tumeur qui sont enlevés avec des ciseaux de Cooper. La paroi antérieure de la vessie peut alors, sans exiger l'emploi d'un grand effort, être suturée à la paroi antérieure de l'urètre membraneux, tandis que la paroi postérieure est fixée par quelques points de suture, le plus loin possible par en bas.

Hémorragie assez abondante, mais beaucoup moins qu'on aurait pu s'y attendre.

L'opération a duré environ une heure.

Le malade n'a pas de fièvre pendant huit jours, le neuvième la température s'élève à 39°; le malade décline rapidement et meurt le douzième jour dans l'épuisement, sans qu'on puisse trop s'expliquer la cause de la mort.

A l'autopsie, on constate que la grande cavité où avait été la prostate s'est maintenue aseptique. Le revêtement péritonéal de la vessie est absolument normal. La vessie est revenue sur elle-même; la paroi antérieure est réunie à la portion membraneuse; toutes les parties malades avaient été enlevées complètement. Aucune tuméfaction ganglionnaire. Rectum normal.

TABLE DES MATIÈRES

LE MANS. — TYP. ED. MONNOYER.

REVUE PRATIQUE D'OBSTÉTRIQUE
ET D'HYGIÈNE DE L'ENFANCE

FONDÉE ET PUBLIÉE PAR LES DOCTEURS

Henri VARNIER   et   **Paul LE GENDRE**
Ancien interne des hôpitaux de Paris et de   Ancien interne des Hôpitaux; chef de
la Maternité de Lariboisière.   Clinique adjoint à la Faculté.

Le Journal paraît le quatrième dimanche de chaque mois.

Prix de l'abonnement : **6 fr.** pour Paris et les départ. — **8 fr.** pour l'Étranger

Le Mans. — Typ Ed. Monnoyer, place des Jacobins, 12